健康生活館

Healthy Life

53

張步桃教你健康到老

國家圖書館出版品預行編目資料

張步桃教你健康到老／張步桃作. -- 初版. -- 臺
北市：遠流, 2010.05
面；　公分. --（健康生活館；53）

ISBN 978-957-32-6627-3（平裝）

1. 中醫　2. 養生　3. 老化　4. 長生法

413.21　　99005267

健康生活館 53

張步桃教你健康到老

作者——張步桃醫師
主編——林淑慎
特約編輯——陳錦輝
發行人——王榮文
出版發行——遠流出版事業股份有限公司
104005 台北市中山北路一段 11 號 13 樓
郵撥／0189456-1
電話／2571-0297　傳真／2571-0197
著作權顧問——蕭雄淋律師
2010 年 5 月 1 日　初版一刷
2024 年 6 月 1 日　初版十一刷
售價新台幣 250 元

ISBN 978-957-32-6627-3
遠流博識網
http://www.ylib.com
E-mail:ylib @ ylib.com

遠流

張步桃教你健康到老

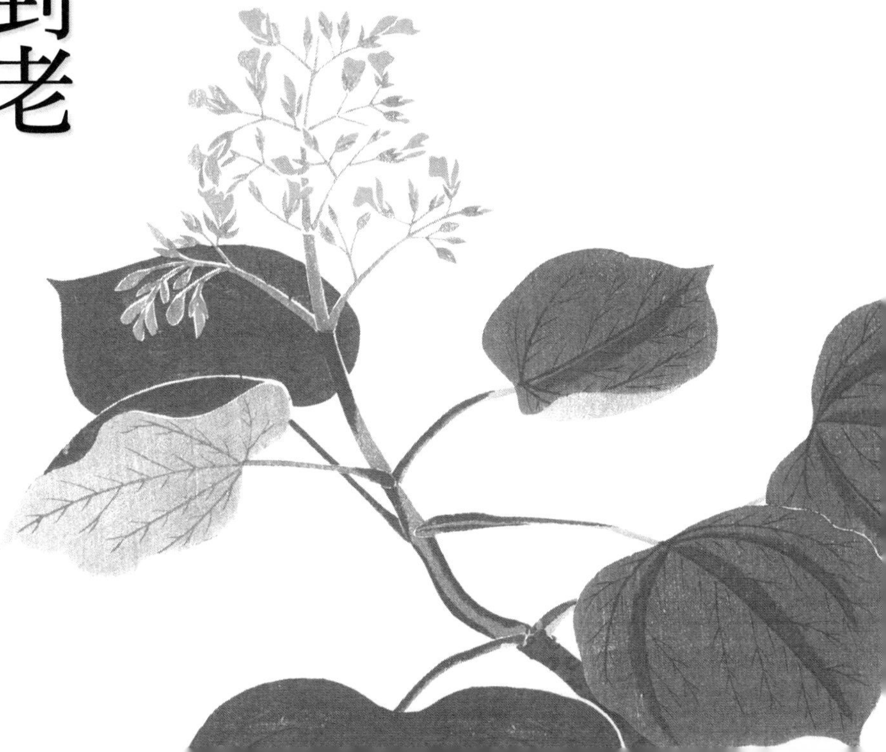

目錄

第二篇 抗老

第三篇 養老

自序

己丑年初，遠流公司出版《張步桃談植物養生》一書後，安排在台北市立圖書館、中正社區大學、文山社區大學各演講了一個場次，又到台中霧峰農業試驗所講了兩場、中興新村農糧署一場；更遠赴新加坡居士林做了一場超過一千五百人次的演講，以及馬來西亞吉隆坡《星洲日報》所安排的兩場、檳城一場、東馬的古晉一場，每一場次都座無虛席，引發讀者群熱烈回響。二〇〇九年十一月一日吉隆坡舉辦第九屆亞細安國際中醫藥學術大會上所講內容雖非談植物養生，但聽眾、讀者要求簽名合照者之多，疲於應付，足徵遠流公司的出版品受到國內外讀者喜愛之一斑。

從多場演講與讀者提問中，綜合出一般大眾最關心的議題，遂預計於二〇一〇年出版有關「防老抗老養老」新書。生老病死乃人類必經之過程，環觀世界各國，超過六十五歲老化人口佔該國總人口數百分之七以上者——即為老人國——之先進國家比比皆是；近鄰日本的某個縣、中國大陸的某個地區更超過百分之二十五，足以顯示老化人口已成為世界各國之隱憂。為未雨綢繆，研討抗衰防老迺當務之急，特著此書以饗讀者。全書分三篇，從老化的定義談起，到未老者如何防老，繼之由外而內，以中醫病理藥理為主軸，探討老年人如何從生活飲食、作息做好養生保健，循序漸近以期達到壽享遐齡之境界。

本書之完成，經徵得現任職台北市立聯合醫院陽明院區中醫科之陳曉萱醫師負責文字整理。曉萱小姐師大地球科學系畢業，考取中國醫藥大學學士後中醫系，即潛心研習中醫藥專業，勤求古訓，博采眾方，思考靈動，善於化裁。比如治療崩漏症，用芎歸膠艾湯合桂枝龍牡湯加仙鶴草、紫菀等藥，她會請病者將仙鶴草、紫菀用飲片各五錢煮水，用煮出的水配科學中藥，療效更佳。對於曉萱之辛勞，遠流之精心設計與編輯，敬致由衷感激。值此刊布之際，特抒所感，用以為序！

張步桃

庚寅年二月寫於百佛居

防得早，抗得巧，養得好

前言

「防老、抗老、養老」這個題目談起來真的是相當大，當然也有中西方的不同。現代醫學有很多論點，我想對一般社會大眾來講未必能夠了解，所以我們是純粹從傳統醫學來討論這個問題。

首先我們開宗明義，跟讀者討論什麼叫做「老」？「老」有很多不同的定義，我們不妨從最古老的中醫文獻《黃帝內經》談起。《黃帝內經》有兩部分，一部分叫做〈素問〉，另一部分叫做〈靈樞〉。〈素問〉的第一章「上古天真論」中提到「天年」二字，很多人都把天年當做壽命解釋，所以有的人說「天年所限」，也就是說你的壽命出生就注定能活多少歲了。「上古天真論」說，上古的人「盡終其天年度百歲乃去」，所以基本上我們人類如果沒有生病、沒有其他意外，理論上可以活到一百到一百二十歲。

一百二十歲的天年

生、老、病、死，沒有人能夠逃過這種壽命的限度。在不同的文獻裡，除了《內經》，《尚書・洪範篇》裡也提到，壽就是指一百二十歲的意思，另外《禮記》把「壽」稱做「期頤」，所以理論上，人應該是可以活到一百二十歲，像老子，像第一個著書解釋《內經》的王冰。附帶一提，王冰又叫做啟玄子，是個道家人士，又曾經擔任公職，所以又叫王太僕，大家可以不認識這個人，可是他講了兩句話是所有研究中醫的人不可能不知道、也不能夠不知道的：「壯水之主，以制陽光（尺脈旺的人才合適）；益火之源，以消陰翳（尺脈弱的人才合適）。」

用在臨床上，如果是「壯水之主，以制陽光」，就要用知柏八味，因為知母、黃柏都是補腎水的；「益火之源，以消陰翳」的話，要用桂附八味，實際上，桂附八味在張仲景先生的《金匱要略》裡稱為腎氣丸，知柏八味是後代中醫把它從腎氣丸去掉桂、附加上知母、黃柏。另外還有濟生腎氣丸，這個濟生源於宋朝嚴用和先生，他寫了一本《濟生拔粹》，因為談到王冰，就聯想到濟生腎氣，於是根據張仲景的腎氣丸加上車、牛，車是車前子，牛是牛膝。

「上古天真論」除了告訴我們男女的生命極限，也說明兩性荷爾蒙的分泌年齡是不同的。女性的生理週期是以七為基數，所以從二七「天癸至，任脈通，太衝脈盛」，二七是十四歲，生理週期的性荷爾蒙分泌開始進行；這中間從二七到三七，到四七，到五七，到六七，到七七「天癸絕」，太衝脈衰少了，天癸絕地道不通，所以性荷爾蒙停止，女性就不會有生理週期、不會正常排卵，當然就不會再生寶寶了。

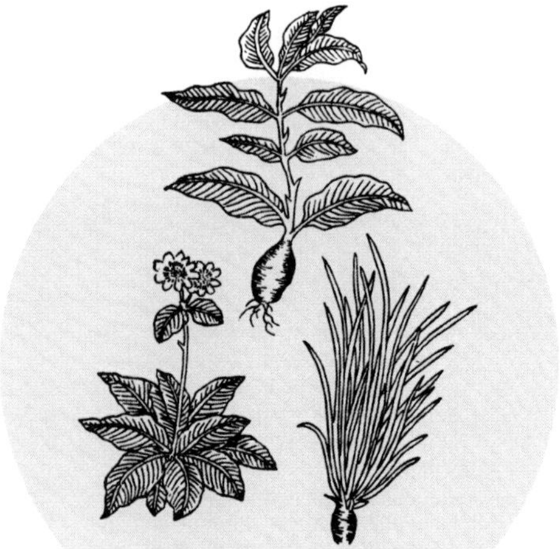

知母：百合科植物，具安神作用，但是本身寒潤又滑腸，吃多會腹瀉。

當然現代科技跟古代不同，有位五十二歲的太太，理論上是天癸絕不會再生寶寶了，可是她透過現代醫學的方式，在體外把精子卵子結合，然後植入子宮裡，結果生了一對雙胞胎。當然也有人六十幾歲生理週期還正常的進行，這是我看過診的一位阿嬤，六十七歲了，生理週期每個月準時來，畢竟台灣二千多萬人口，總會出現一些罕見的例外。

男性是以八為週期，所以「二八腎氣盛，天癸至，精氣溢瀉，陰陽和」，所以男性二八十六歲時荷爾蒙開始分泌，然後三八、四八、五八、六八、七八，到最後八八「齒髮去」，齒是牙齒，髮是頭髮，去就是掉的意思。

換用現代的語言，女性是七七四十九歲更年期，男性是八八六十四歲。男性比較沒有明顯的症候，書中只是提到八八六十四歲叫做「五臟皆衰，筋骨解墮，天癸盡矣，故髮鬢白，身體重」。身體重就是行動遲緩的意思，所以連平衡感都有問題，「行步不正，而無子矣」，意思是生育能力告一段落。

當然每個人的體質不一樣，有的很年輕就早衰，甚至早凋。大多數國家的公務員，六十或六十五歲就已經屆臨退休的年齡，但如果是比較特殊的職業，像台電在外面操作線路的員工，職業生涯就不太能像一般公務員一樣到六十五歲。

依照世界衛生組織（WHO）所下的定義，老年指的是六十五歲以上的人口，當一個國家的老年人口超過總人口數的百分之七，就是屬於高齡化社會。地理環境的不同當然有影響，像當年蘇聯的屬國高加索，他們的老人一百歲都還能夠下田幹活。年齡的長短，往往跟地理環境與飲食有絕對的關係。基本上我們會發現，熱帶民族平均年齡比較短，寒帶地區的平均壽命都比較長。環境的污染程度也大有關係，相對重視的國家，人民罹患疾病的機率會相對的減少，壽命也就因此而延長。

生理與心理層面

因此，要給「老」下定義，實際上需從各個不同的角度、層面探討。人有所謂的生理的層面，也有所謂心理的層面，生理的層面，剛剛提到每個人的天年理論上都可以活到一百二十歲，為什麼會八十幾歲、七十幾歲甚至更年輕五、六十歲生命就結束，坦白講大都是自己造成的。

先從生活起居作息談起，理論上晚上十一點開始，就是我們該休息就寢的時間，因為每一個時辰跟我們的十二經絡、五臟六腑都有連帶關係，十一點到一點叫做子時，是膽經的時間，也是骨髓製造血液的時間，錯過這個睡眠時段，肯定會影響我們造血的功能。人既然是「血肉之軀」，就一定要靠血液供應，生理組織才能夠得到灌溉、營養的補充，作息時間正常，生病的機率自然減少。

一天有十二個時辰，總共結合十二種經絡。子時過後一到三點是肝經，肝膽是一個系統；三到五是肺，五到七是大腸，肺跟大腸是一個系統；七到九點屬胃經時間，九到十一是脾經，十一到十三是心經，十三到十五是小腸經，十五到十七是膀胱經，十七到十九是腎經，十九到廿一是心包經，廿一到廿三則屬三焦經。所以說，每個時辰都跟我們五臟六腑有關聯。現代人之所以會罹患某些罕見疾病，很多是與五臟六腑或經絡的時段有絕對的關係。

我們有個案例，國中畢業就出現一種症狀：右手肩髃穴會在三點時出現疼痛，而且比鬧鐘還準時，現代醫學診斷、甚至做組織切片，都無法找出病因所在。他曾經在某大醫院裡診察治療了長達九年的時間，結果一籌莫展。做了組織切片還找不出原因，可以肯定跟我們的經絡系統或臟腑系統有絕對的關係，所以我們除了從活血化瘀、疏經通絡這些方向掌握治療，也考量到因為三點是肺經的時間，所以處方中加了入肺經的藥物。

另外根據心理年齡來探討，有的人雖然已經八、九十歲，卻始終認為自己很年輕，這種就是屬於心理層次的。舉我所知的例子，有三位老太太都已年過九旬，卻都不願稱老，更不服老。一位是每逢有人稱讚伊「九十歲了還這麼勇健」會不很高興。第二位不但不戴眼鏡、不拿枴杖，過馬路也不用人攙扶，左瞧瞧右瞄瞄，只要沒有來車就快步衝過街；他人好意建議有家人陪較安全，老太太卻自認還年輕而敬謝不敏。其三就是我老媽，都九十七歲了，我們擔心老人家不小心出意外，特別情商一位親戚陪著她，可是說什麼也不領情，說她好好的何必勞師動眾，一點也不服老。男性的話，古人有云：「臨老入花叢」，就是不服老的寫照也。當然心理會影響到生理，生理也會影響到心理，產生互為影響的現象。

我家裡有兩個老人家，一位是我岳母，就是老泰水，她是兩年前、九十七歲才往生的，在她的身上很少看到老化的現象，第一是頭髮沒有掉得很厲害，第二是臉部的皺紋幾乎都沒有出現，最厲害的是食量超好，大概是我的三倍。另一位是我老媽，現在已經九十六歲了，食量也是比我大三倍以上，除了有一點彎腰駝背以外，記憶依然超強。

當然不是每個人都這麼老當益壯，隨著科技的進步，老化人口的比例在世界各國都越來越多，阿滋海默氏症這種失智症的人口也越來越多，我們在之後的內文中會再提及。

最後再介紹一個人：清朝的汪昂先生（汪訒庵），他編輯了三本膾炙人口的中醫藥的基本典籍，其中早期編的一本《醫方集解》最後有提到「勿藥元詮」這四個字。我曾經在某個地方教《醫方集解》這本書，逐一介紹每個方子，想不到竟然有個老外主動要求我，希望能夠勻出一點時間，對勿藥元詮作一番的說明。勿藥的意思就是不要用藥，而能夠讓我們人類的身體及健康獲得一種保障，這樣子的話，相信醫藥造成的污染能夠減少到最低的程度，這也是我們討論抗衰老或者養生保健非常重要的一環。我們後面還會更詳細的解說。

預防更勝治療

中國人有一句成語「未雨綢繆」：沒有下雨的時候，你就要準備下雨時的需要。老祖宗又說了一句話：「屋漏偏逢連夜雨」，要連續碰到好消息是很難的，但是災害的話會接二連三的出現。所以如何讓還沒有邁入老年階段的人提早做預防的工作，是優質生命過程中必須注意的，也因此世界各國都在積極研究，推展所謂的預防醫學，是不無道理的。

等有病了再治療，不如想辦法防止疾病的入侵；同樣的道理，防老可能比抗老還來得重要。其中食物當然是很重要的一環，像有小學二年級的小朋友，由於食物裡面的添加物，導致出現血糖高出兩百多，要一輩子吃藥打針，真是情何以堪？又有人明明是燥熱性體質，結果偏愛吃燥熱性食物，不出狀況坦白說是很難的。

再拿大家最常見的青春痘、面皰、痤瘡來討論，食物裡往往有非常容易導致過敏的，如竹筍、芒果、荔枝、龍眼，以及一些烤炸食物如餅乾、炸花生、炒花生，屬於燥熱性體質的人就該避之唯恐不及，偏偏有人還是每天攝取，我們用一句成語來形容，無異是火上加油。

相同的道理，人體三十六度半的溫度一碰上零度的冰冷飲，肌肉血管神經一旦碰到零度的溫度，肯定產生收縮的現象，在不同的部位會產生不同症候群。有兩個國中二年級的小朋友，劇烈運動後立刻喝冰飲料，擴張的血管一碰到冰冷的東西，馬上血管肌肉神經就痙攣強烈收縮，而導致腦血管破裂，出現半身不遂、左癱右瘓的症狀，一隻腳不會動，一隻腳完全沒有知覺。像這樣才國中二年級，如果能夠經由藥物治療而獲得改善，倒也只是虛驚一場，不過是生理、心理上受點挫折和傷害，但如果因此而留下終身遺憾，就說活到七十歲好了，想想看，是不是還要忍受四、五十年的痛苦？明明知道會有不良的反應，偏偏有人就是一意孤行不聽勸告，拿自己的健康開玩笑，真是何苦來哉。

談到中醫的預防或治療，當然得先了解老祖宗對體質的看法。人類體質可分為陰性及陽性體質兩大類，基本上陽性的體質，使用的一定是陰性的藥物，反之亦同。拿這幾年非常流行的三伏貼為例，三伏貼又稱冬病夏治，像氣喘就容易在秋季跟冬季發作，三伏是一年中陽氣最盛的三個日子：夏至後第三個庚日叫初伏，再隔一個庚日叫中伏、最後是末伏。這也是一年中最熱的一個時段，我們補充陽的不足，讓容易罹患的疾病不要發生，就能徹底根治。但如果是陽性體質，包括容易長眼屎、容易口乾舌燥、容易嘴巴破、大便容易便秘、像羊大便、手腳是燙燙的、排尿量少且次數較頻繁，用三伏貼就是大錯特錯。

有的人是屬於陰性的溼性體質，一般溼一定是比較重的。用個簡單的比喻：一條毛巾或小手帕，沒有浸泡在水裡之前重量一定比較輕，浸泡以後一定比較重。所以基本上溼一定是往下發展、往下走的。因此如果確定是溼性體質，寒涼的食物、冰冷的食物碰到你三十六度半的體溫，肯定溼跟熱就會互相結合，就會往下半身發展。這樣一來，你的關節就會腫脹甚至疼痛，而且那種溼熱會沉澱在關節腔裡，有尿酸痛風的人肯定就會發作。

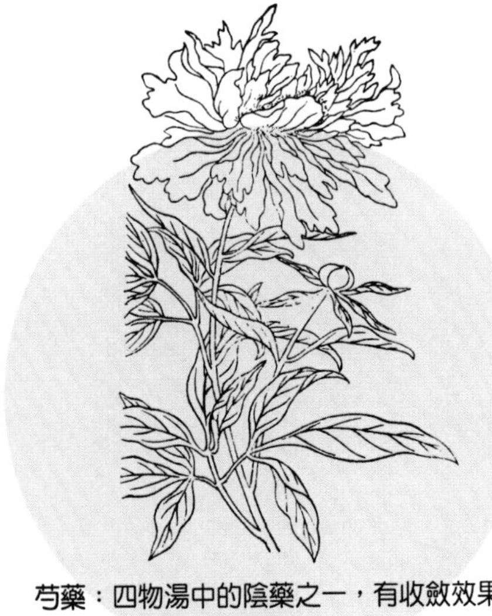

芍藥：四物湯中的陰藥之一，有收斂效果，並可減緩腹痛。

陽性的體質，使用的藥物都一定要出現陰性的藥物。以四物湯為例，當歸、川芎都是陽性的藥物，地黃、芍藥則是陰性的藥物，所以陰性體質的人，地黃跟芍藥用量多的話，如果是腸胃功能不好的人，由於地黃會有滑腸的現象，吃了以後就會拉肚子，那你所期盼的獲得補充血液的功效就大打折扣。如果你是陽性體質的人，很容易長頭皮屑、頭皮癢，很容易出現眼睛乾澀、口腔乾燥、口乾舌燥，鼻腔黏膜也可能出現像陽明病一樣鼻乾，甚至還會有痛感，大便像羊屎一樣，吃了陽性的藥物就會火上加油。

因此我們用藥要從診斷上掌握病者是陰性體質還是陽性體質，以及病者的身體出現的症狀，找出正確的方向，再準確的選擇適當方劑。如果你是陰性體質，可能就有口唇蒼白、口腔唾液分泌多、膚色出現萎黃或蒼白的現象，手腳冰冷，小便清長，清就是白的意思，長就是尿量多，手腳冰冷，大便不成形，出現了稀溏，對治的方式當然就與陽性體質不同。人體的每個系統，包括五臟六腑，都有其陰陽屬性，以腸胃系統來說，有上述現象的就屬於

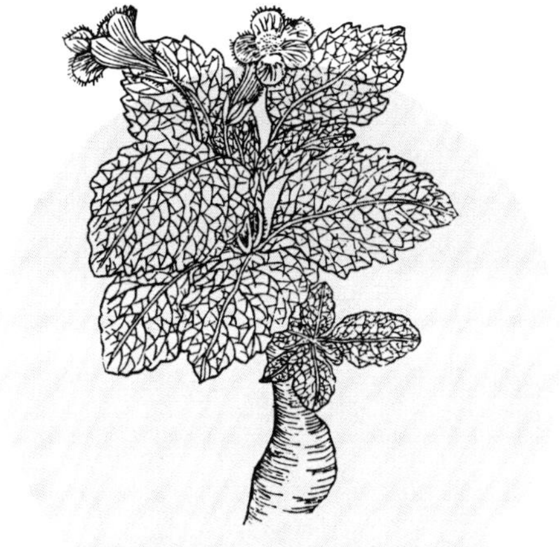

地黃：四物湯中的陰藥之一，有豐富的多醣體，含鐵質故有補血效果。

胃寒證，張仲景《傷寒論》裡的四逆湯、理中湯、真武湯、附子湯這一類的方子，就是因應這些虛寒性體質的人使用的。相反的，我們的葛根黃芩黃連湯、白頭翁湯、黃芩湯，裡面有黃柏、黃芩、黃連，都是些寒涼的藥物，用來治療熱性的體質。

中醫基礎典籍《黃帝內經・素問》的「陰陽應象大論第五」裡就提到一句話：「審其陰陽，以別剛柔，陽病治陰，陰病治陽……」「五常政大論第七十」說：「治熱以寒，溫而行之。治寒以熱，涼而行之。」「至真要大論第七十四」則曰：「治諸勝復，寒者熱之，熱者寒之。」意思是用寒性的藥治熱性的病，用熱性的藥來治寒性的病。

舉例而言，如四逆湯、理中湯、真武湯、附子湯，裡邊全部是熱藥來治三陰病，那個陰就是寒性的病；如果用白虎湯、承氣湯，就是治療熱性病，叫做陽明病。陽明病會因為發燒而出現水分蒸發，因唾液分泌減少而口渴，又因為身體不舒服而煩躁，這就叫「身熱煩渴」。尤其陽明經上升頭面，所以會因水分蒸發導致鼻腔乾痛、目痛鼻乾，又由於情緒煩躁不穩定，所以會出現睡不著覺，這些都稱作陽明經病。發燒影響到腦部引發腦膜炎，所以會「譫語」。又有「潮熱」，會定時發燒，會肚子痛，因為腸子裡面常常會充滿宿便，所謂「腹滿痛、大便鞕」，而且「手足腋下濈然汗出」：手心、腳心、腋窩下會大出汗，這就要用到白虎湯、承氣湯，白虎湯有石膏、知母這些屬於寒涼的藥，承氣湯裡的大黃、枳實也是寒涼的藥。

用寒藥治熱病，用熱藥治寒病，這個就叫做正治法。談抗衰老，原則當然離不開身體的陰、陽屬性。基本上，陰常與寒相提並論，也就是所謂的陰寒體質、陰寒方劑、陰寒藥物；陽跟熱也往往視為一體，如陽熱性體質、陽熱性藥物。沒有掌握這樣的陰陽屬性，要達到預防治療的效果可說是天方夜譚。

另外有所謂酸性體質、鹼性體質，沒有透過現代醫學檢測有時並不容易拿捏，不過我們在臨床上會從出現的症狀來掌握。人是一種中性的體質，用現代醫學名詞就是ＰＨ值在七，一旦體質偏酸，可能某個器官或系統就會出現狀況。

例如說尿酸痛風的人，手、足、膝關節會出現紅、腫、熱、痛的一些症狀，就可以診斷很有可能他的尿酸指數升高了，此時當然要想辦法找出酸鹼平衡的方式，有些可以用食療的方式，有些可以透過藥物方劑的治療。

我們的食物裡有些含有鹼性物質的，我在《張步桃談植物養生》一書裡提到，像莧菜或是蕨類植物，就是屬於鹼性的物質。蕨類植物全世界超過一萬種，台灣有將近六百種，可以食用的大概有三十種，現在餐廳常有一道菜山蘇，也是蕨類植物的一種。莧菜通常分兩個品類，一是白莧、一是紅莧，除了有豐富的鹼性以外，紅莧有補血的作用，因為能夠平衡酸鹼，所以有尿酸痛風的人可以多多攝取。

經絡運行與五運六氣

前面曾經討論過，生活作息與你的健康是息息相關的。一天有十二個時辰，從子時開始，每一個時辰二個小時，就是二十四個小時。十一點到一點叫子時，是屬於膽的時間；一點到三點叫丑時，這是肝的時間；三點到五點是寅時，是肺經的時間；卯時是大腸經的時間。就像這樣，兩時辰一個系統，總共結合十二個經絡，十一到一是膽，一到三是肝，肝膽是一個系統；三到五是肺，五到七是大腸，肺跟大腸是一個系統。

在所有時辰裡，一定要掌握關係到健康最重要的一個系統：十一點到一點的子時，那是骨髓造血的時間，錯過造血的時間，就會影響人體各部機能的健康。所有過夜生活的人，不但蒼老得比較早，對健康還是一大威脅，原因即在此。錯過了子時骨髓造血的時間，沒有充分的血液供應，就沒有辦法燃燒產生能量，我們看到很多過夜生活的人會出現一些疑難雜症、奇疾怪病（包括所有的癌症），道理就在這裡。

人體的經絡運行及時間，從大方向討論，就是所謂「五運六氣」的問題。唐朝名醫孫思邈先生有兩部非常有名的傳世著作，一本叫《千金要方》，另一本《千金翼方》。在千金方還沒有開始介紹各種疾病和處方用藥之前，就有一篇文章叫做〈大醫精誠論〉，意思是說要從事醫療工作，有很多的學科必須涉獵接觸、研究深讀，其中包括《易經》，因為《易經》與傳統醫學的關係非常密切，裡面提到許多陰陽理論的問題。

大的方向要掌握五運六氣，這個五運指木、火、土、金、水，風、暑、溼、燥、寒、火叫做六氣，當然都與我們的肝、心、脾、肺、腎息息相關，五運與五臟結合就是：肝為風木，心為暑火，脾為溼土，肺為燥金，腎為寒水；六氣中風屬肝、暑是屬心、溼是屬脾、燥是屬肺、寒是屬腎。

這是大的方向，每年的司天（上半年）、在泉（下半年）是不同的，一年又分為二十四個節氣，與人體有很大的關係。

至於經絡的運行，每個系統都有它相結合的不同器官，先了解每個時辰和器官結合的現象，接著就可以針對不同的現象探討。剛剛講的風、暑、溼、燥、寒、火這「六氣」都是外感，還有因人類情緒變化而影響生理功能的所謂喜、怒、憂、思、悲、恐、驚，與我們的生理結構串連起來的話，則是喜傷心，怒傷肝，憂思傷脾，悲傷肺，恐傷腎。

喜傷心，過度興奮也好、過度高興也罷，都會影響人體生理功能的不平衡。所謂的心，中醫大部分是指大腦比較多，喜傷心的意思就是過度情緒變化會影響內臟器官。怒傷肝，事實上也可以倒過來說，肝病患者較常生氣，肝氣鬱結往往與乳房到脅下兩個很有名的穴道期門穴（肝臟的募穴）與章門穴有關，我們就要用疏肝氣的藥物，最有名的一個處方就是加味逍遙散，但是要加川楝子、鬱金、烏藥，疏導肝氣的藥。

另外還有一個名方叫一貫煎，是明清時代的名醫魏玉璜先生所創，它的組合第一組就用了當歸和地黃，是四物湯的二分之一。四物湯是二陰二陽，一貫煎是一陰一陽，一陰是地黃，一陽是當歸，它符合《內經》的養生保健治療思想：陰平陽秘精神乃治，當歸是陽地黃是陰，可以調整人體的陰陽平衡，達到補肝血的目的。又用沙參和麥冬養肺陰，因為肺屬金肝屬木，金能剋木，所以養了肺陰以後不要讓它剋肝木，就不會疲於奔命，手忙腳亂。最後還有兩味藥：川楝子和枸杞，川楝子有疏肝氣的功效，枸杞有補肝腎的功效，腎是肝之母，肝是腎之子，肝屬木，腎屬水，有水才能涵木。肝膽在天干屬甲乙，腎、膀胱則屬壬癸；而甲乙五行屬木，壬癸屬水，所以治療學上有所謂「乙癸同源」，說的就是這個道理。

從經絡的運行，大的五運六氣開始，預防、對抗衰老的養生醫學，是我們中國傳統醫學的專長，我所討論的肯定跟市面上的養生醫學內容截然不同。坦白說，要探討防老抗老養生保健的醫學，是艱鉅的任務，但是明知不可為，我們也要為之，就像「現在不做未來就會後悔」這句話，任何的建設都一樣，不要坐而言，要起而行，我們防老抗老的養生醫學，醞釀了有相當長的一段時間，以下我會逐步的介紹給讀者。

第一篇 防老

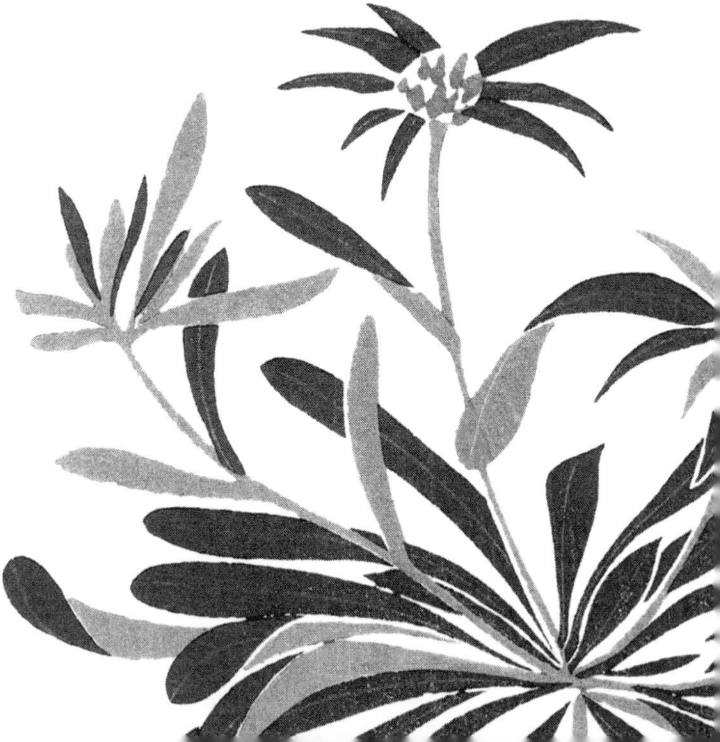

1 防患於未然

防老也就是要防患於未然。有的人會早衰，像唐宋八大家之首韓愈韓昌黎，給他的姪子寫過一篇〈祭十二郎文〉，其中就寫到「吾年未四十，而視茫茫，而髮蒼蒼，而齒牙動搖」，事實上就是一種早衰。

早衰的原因很多，現在醫學上更有一個名詞叫做「過勞死」，也就是說透支消耗體力與精神；此外，在這個媒體資訊發達的年代，大家現在都掛在網上，有個小朋友念工專，媽媽覺得他很乖，每天都早早就寢，但是發現小朋友天天體力透支，臉色蒼白、面色萎黃。媽媽很納悶，一天等他到房間就寢時偷偷去察看，發現他竟然把電腦放在被窩裡上網，過了午夜還不睡，錯過子時骨髓造血的時間，日積月累下來，肯定就會影響營養吸收供應，人越來越消瘦，臉色沒光澤不會紅潤。

作息與四季養生

所以要防老，首先作息要有規律。一天有十二個時辰，日出而作日入而息，也就是與太陽的能量釋放息息相關，此所以傳統中國醫學又被稱為「天人相應」的道理。當太陽釋放能量的時候，人的精神體力就很好；如果熬夜，骨髓不能正常製造血液的話，身體要健康就很難了。這在《黃帝內經》時代就已經交代得很清楚，我們隨著四季的不同，有四季養生的方法，在《內經・素問》第二章「四氣調神大論」中就提到：

春三月，此謂發陳。天地俱生，萬物以榮。夜臥早起，廣步於庭，被髮緩形，以使志生。生而勿殺，予而勿奪，賞而勿罰，此春氣之應養生之道也。逆之則傷肝，夏為寒變，奉長者少。

夏三月，此謂蕃秀。天地氣交，萬物華實。夜臥早起，無厭於日，使志無怒，使華英成秀，使氣得泄，若所愛在外，此夏氣之應養長之道也。逆之則傷心，秋為痎瘧，奉收者少，冬至重病。

秋三月，此謂容平。天氣以急，地氣以明。早臥早起，與雞俱興，使志安寧，以緩秋刑，收斂神氣，使秋氣平，無外其志，使肺氣清，此秋氣之應養收之道也。逆之則傷肺，冬為飧泄，奉藏者少。

冬三月，此謂閉藏。水冰地坼，無擾乎陽。早臥晚起，必待日光，使志若伏若匿，若有私意，若已有得，去寒就溫，無泄皮膚使氣亟奪，此冬氣之應養藏之道也。逆之則傷腎，春為痿厥，奉生者少。

「春三月，此謂發陳」，因為有很多的動物到冬天就要冬眠，有些植物到冬天就落葉，以減少營養的消耗，保留它的根，到來年春天就會重新發芽滋長。動物的話像蛇、青蛙也是要冬眠的，所以要儲存足夠的營養包括脂肪等，有一種食材叫做蛤士蟆，人類就是趁著蛤蟆冬眠儲存很多脂肪時捕捉，從牠體內採取大量脂肪成為餐桌上的一道佳肴。

春三月即度過冬眠，到了春天時樹木就發芽，所有動物就甦醒過來。所以「夜臥早起，廣步於庭，被髮緩形」，意思是身心都要放鬆，無拘無束。「以使志生，生而勿殺，予而勿奪，賞而勿罰」，意指保持身心平衡，勿強求，這是春季應「養生之道」。而春夏秋冬四季告訴我們春生夏長秋收冬藏的過程，如果違反這樣的養生規則，就會傷肝，夏天就會出現「寒變，奉長者少」，此指包括肝脾腎等各器官，抵抗力低下。

「夏三月，此謂蕃秀」，意思就是夏長的意思，因為天地氣交，萬物華實，華英成秀，使氣得泄。夏天跟春天一樣要晚點睡早點起床，春夏都是要夜臥早起，「無厭於日」，意思就是跟太陽差不多，因為春夏是屬陽，太陽一定會升起得比較早，人的生活作息就要配合太陽能量釋放。夏季是應「養長之道」，如果違反這樣的規則就會傷心，到了秋天就會出現痎瘧，痎就是老的意思，違反夏天的奉長之道，秋天就會引發痎瘧。因為春生夏長秋收冬藏，冬天就會產生比較嚴重的病變，所以說「奉收者少，冬至重病」。

「秋三月，此謂容平」，因為秋天開始風也大了，「天氣以急，地氣以明」，雖然月到中秋分外明，但是天氣變化快速。因為相對溼度降低，天氣晴朗，所以一般的人從小被訓練要早睡早起。這篇文章特別交代，一年四季裡只有秋季要早臥早起，早到什麼時段呢？「與雞俱興」，就是公雞喔喔啼的時候起床。要「使志安寧，以緩秋刑，收斂神氣，使秋氣平，無外其志，使肺氣清」，因為就五臟與四季的關聯而言，秋季是與肺相結合，秋天是「養收之道」，如果違反這種養生規律就會影響肺的功能，所以說逆之則傷肺。「冬為飧泄」，也就是引起腸胃系統的病變，冬天是冬藏，所以說會使「奉藏者少」。

「冬三月，此謂閉藏」，因為冬天尤其在北方，「水冰地坼」，坼就是天寒地凍的意思，「無擾乎陽」，因為冬天需要足夠的能量，冬天要早點睡晚點起，一定要晚到太陽上升。所謂「必待日光，使志若伏若匿」，若伏若匿就是閉藏的意思。「若有私意」，我們有什麼心事也只有自己知道。「若已有得」，自己好像要有保障一樣。「去寒就溫」，因為冬天比較冷我們都需要足夠的溫度以保暖。所以說「無泄皮膚使氣亟奪」，就是要加衣服，讓你的皮膚不要像夏天一樣張開。總結為冬氣應「養藏之道」也，如果違反這種養生規律就會傷腎，到了春天就影響春生的作用，惡性循環。

所以在《黃帝內經》時代就已經告訴我們，一年四季一定要符合春夏秋冬的規律，不然的話就會影響春生夏長秋收冬藏的功能，而出現不同系統的病變，像春天傷肝氣，夏天出現寒性病的機率就比較嚴重，如果違反「夏天養長」這種規律就會傷心，秋收的階段，如果違反了養收規律就會使肺氣受到影響，到了冬天就會出現腸胃性的病變。

從小大家都被灌輸要早睡早起，其實是應該按照春夏秋冬季節的不同，睡眠時間要做調整：春夏屬陽，所以要夜臥早起，尤其現代的天氣到了夏天很炎熱，縱使你有家電用品冷氣設備，大家還是睡得比較晚。真正需要早睡早起的季節是秋天，冬天要早睡晚起，到了太陽光升起以後你再起來，這樣比較不會觸冒風寒。

此外，在《黃帝內經・靈樞篇》有一章「一日分四時」說，一天也可以像一年分春夏秋冬一樣，早上起來等於是春天，到了日正當中等於是夏天，日落黃昏是秋天，夜晚時分等於是冬天。

也就是說，我們一年或一天的作息生活規律都要符合這種春生夏長秋收冬藏的規律，否則身體功能一定會出現各種狀況。

經絡有如街道

提到傳統中國醫學，就不能不談到一個特殊的系統：經絡系統。中醫真正談到經絡的時代，是在宋朝之後的金元。金元四大家之一的李東垣先生（李杲）的師父王好古先生（王海藏），首先提出了「歸經」的問題。

以我們的一個醫案為例，有一位鄭姓小女生，從國中畢業開始右邊肩髃穴每天定時會出現疼痛現象，清晨三點鐘定時會痛醒，比鬧鐘還準，在某大醫院治療了九年，做過組織切片，想找到她的肌肉是不是有特殊的症狀，結果還是沒有用，治療九年不外乎就是一些止痛藥，結果導致右手不能正常的拿筆寫字。

我們掌握經絡循行時間，三點到五點是肺經時間，因此選擇可以作用在肺經的藥物

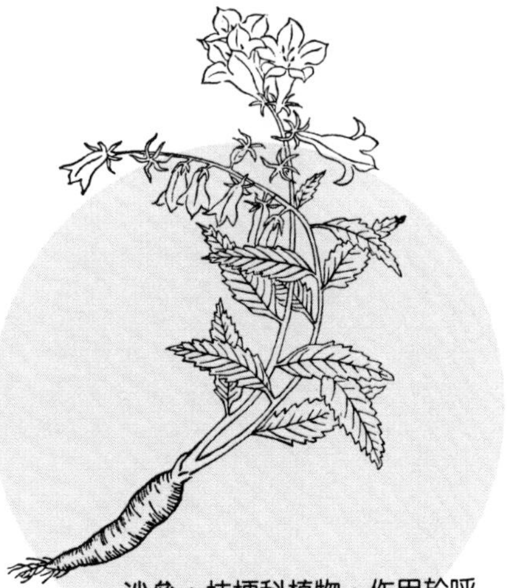

沙參：桔梗科植物，作用於呼吸系統，可養肺陰。

，譬如桔梗、沙參、紫菀、浙貝這都是作用在肺經的，遠志、丹參是作用在心經，當歸、白芍是作用在肝經，山藥、薏苡仁、人參、白朮作用在脾經，鹹能入腎，鹹的藥都作用在腎經。結果我們找黃耆五物湯作基礎方加佛手散，再加桔梗、沙參，最後是通絡的藥竹茹。

竹茹是從小學四年級開始我就非常偏愛的一味藥，因為我在小學四年級時被一個學長用一塊比碗還大的石塊從上而下擊破腦袋，血液立刻噴射而出。那時候住在鄉下很偏僻的地方，想送到醫院可能還沒到就會出血不止休克死亡，我自己也沒有恐懼感，就壓著傷口讓它出血量減少。當時我老爹就找了一根曬衣服的竹竿，把外面一層髒的部分用玻璃片、破碗片刮掉，再刮裡面那一層刮到像棉花球一樣鬆鬆的，然後用它按壓住被石塊擊中的傷口，竟然血就止住了。

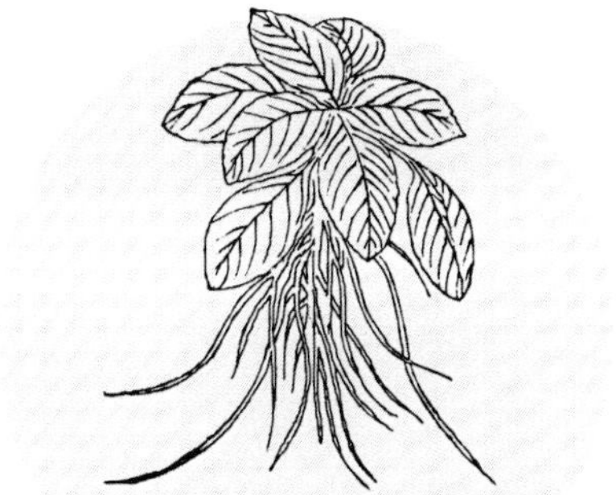

紫菀：菊科植物，具有清熱解毒的功效，亦可潤肺、止出血。

加了竹茹這樣的通絡藥物，服了一個星期的藥之後，竟然她肩髃定點痛的現象就因此緩解。

我們可以將人體經絡的循行，比喻為都市裡的街道。譬如你從羅斯福路一段一直走到六段，就已經跟新店交接了，我就知道這一條路叫做羅斯福路；與羅斯福路相交的有一條路叫和平東路，和平東路隔壁有一條與它平行的路叫做信義路。如果你對經絡有類似的認知，就不至於有迷路的現象。另外，穴位又可以比喻為捷運站，譬如捷運古亭站南下的下一站叫台電大樓站，再下一站叫公館站，每一站就等於我們每個穴道的名稱一樣。例如，從胸腔的中府穴到雲門穴，最後到大拇指指溝邊的少商穴，就是手太陰肺經；手陽明大腸經就是從食指指溝邊一路走到鼻翼旁邊五分，有個叫迎香穴的穴道。

經是主要的幹道，比較小的還有絡、孫、支。經絡的觀念一旦弄懂了，如果哪一個地方有阻礙，哪一個地方不通，就可以循著經絡做按摩的動作，一方面配合藥物的治療。藥物方面以當歸為例，它可以走督脈又可以走足厥陰肝經，能夠走足厥陰肝經就有補肝血的作用。此外它也可以進入手少陰心經，由於心是管血液的，表示它有補血的效果。

手太陰肺經之圖

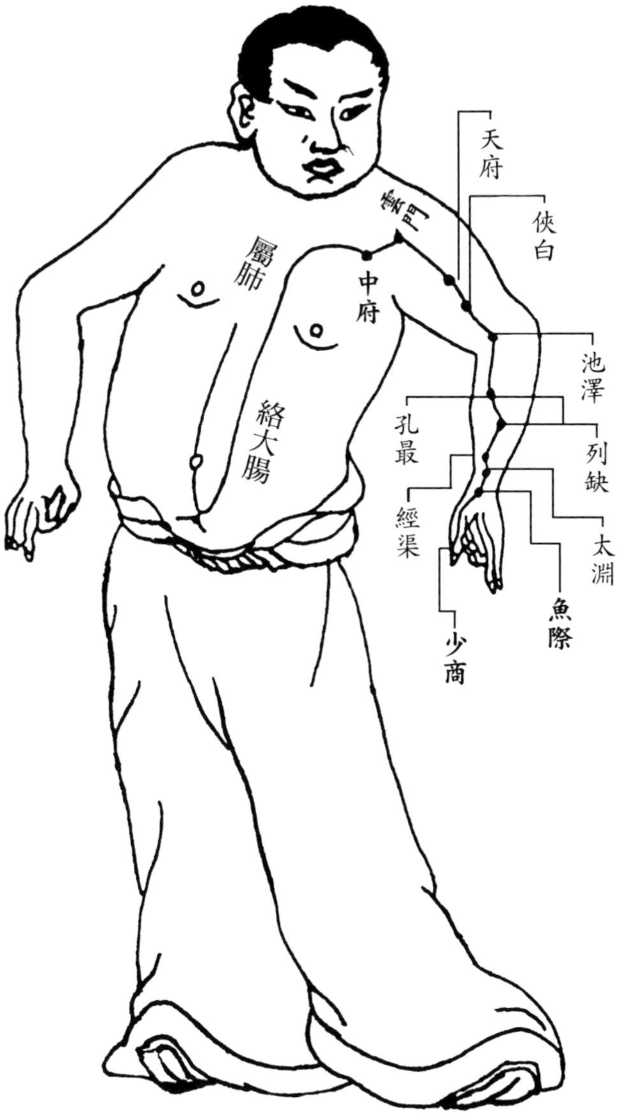

手厥陰心包經之圖

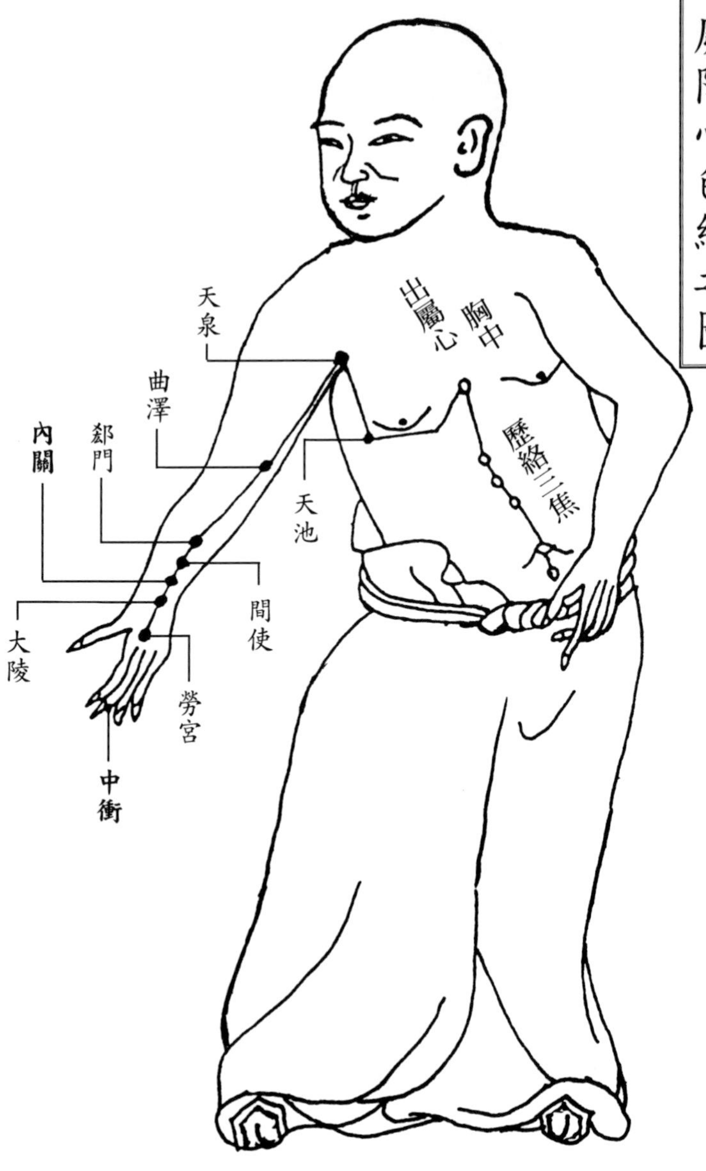

手少陰心經之圖

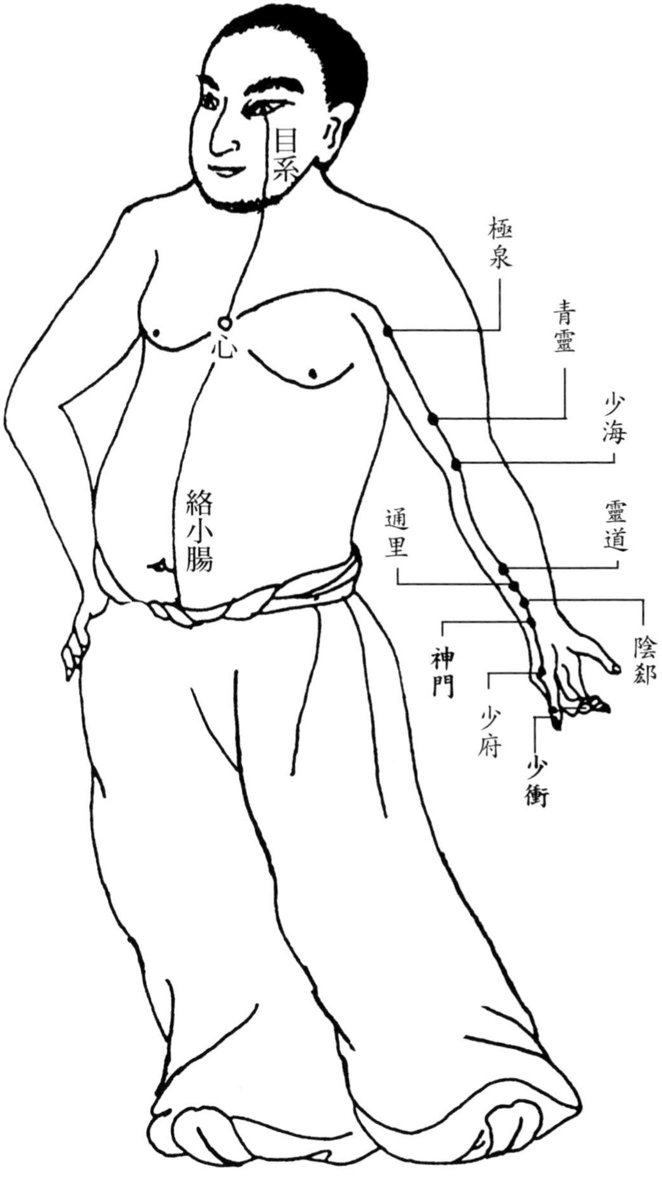

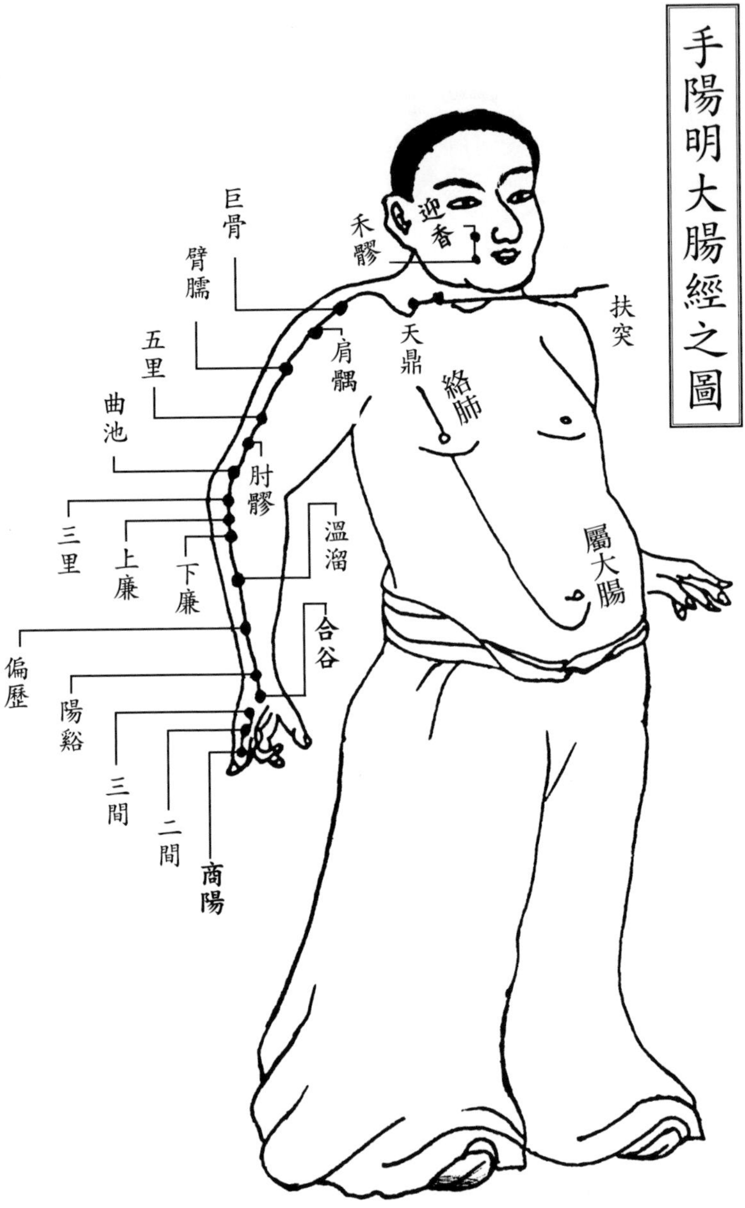
手陽明大腸經之圖
迎香
禾髎
巨骨
臂臑
扶突
天鼎
肩髃
五里
絡肺
曲池
肘髎
三里
上廉
下廉
溫溜
屬大腸
合谷
偏歷
陽谿
三間
二間
商陽

手少陽三焦經之圖

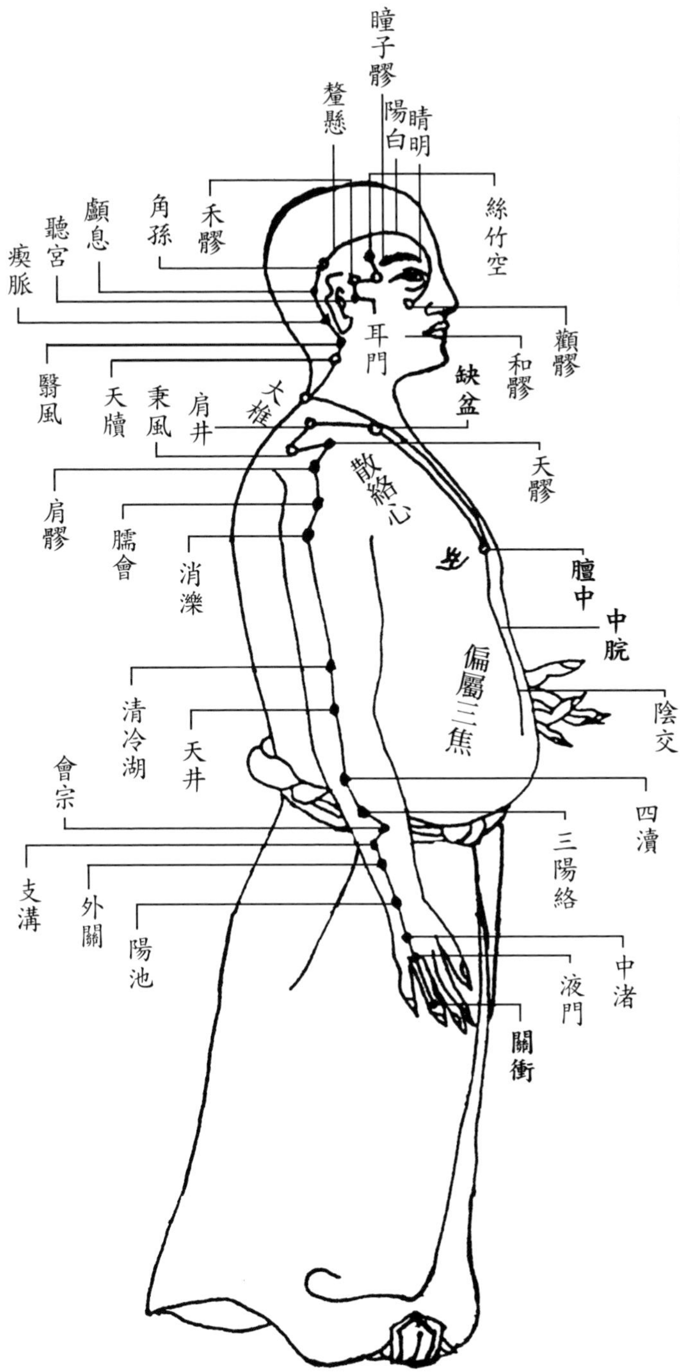

瞳子髎
鳌懸
陽白
睛明
絲竹空
禾髎
角孫
顱息
聽宮
瘈脈
顴髎
耳門
和髎
缺盆
翳風
天牖
秉風
肩井
大椎
天髎
散絡心
肩髎
臑會
消濼
膻中
中脘
偏屬三焦
陰交
清冷淵
天井
會宗
四瀆
三陽絡
支溝
外關
陽池
中渚
液門
關衝

手太陽小腸經之圖

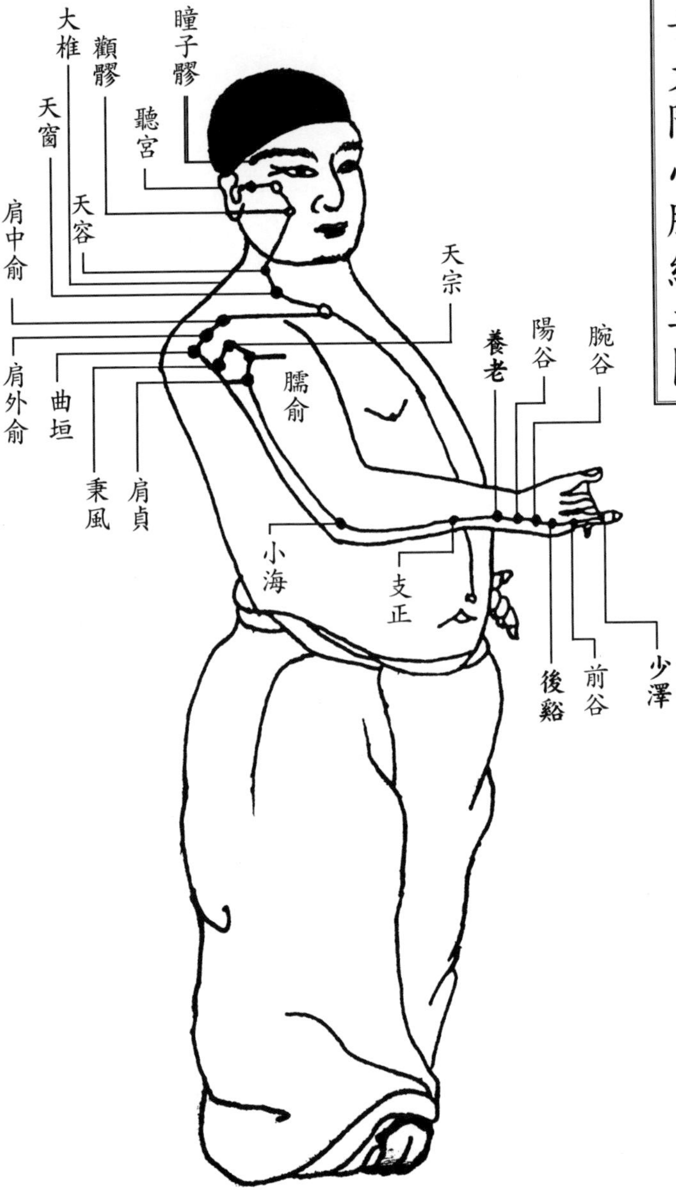
瞳子髎
大椎
顴髎
聽宮
天窗
天容
肩中俞
天宗
肩外俞
曲垣
秉風
肩貞
臑俞
養老
陽谷
腕谷
小海
支正
後谿
前谷
少澤

足陽明胃經之圖

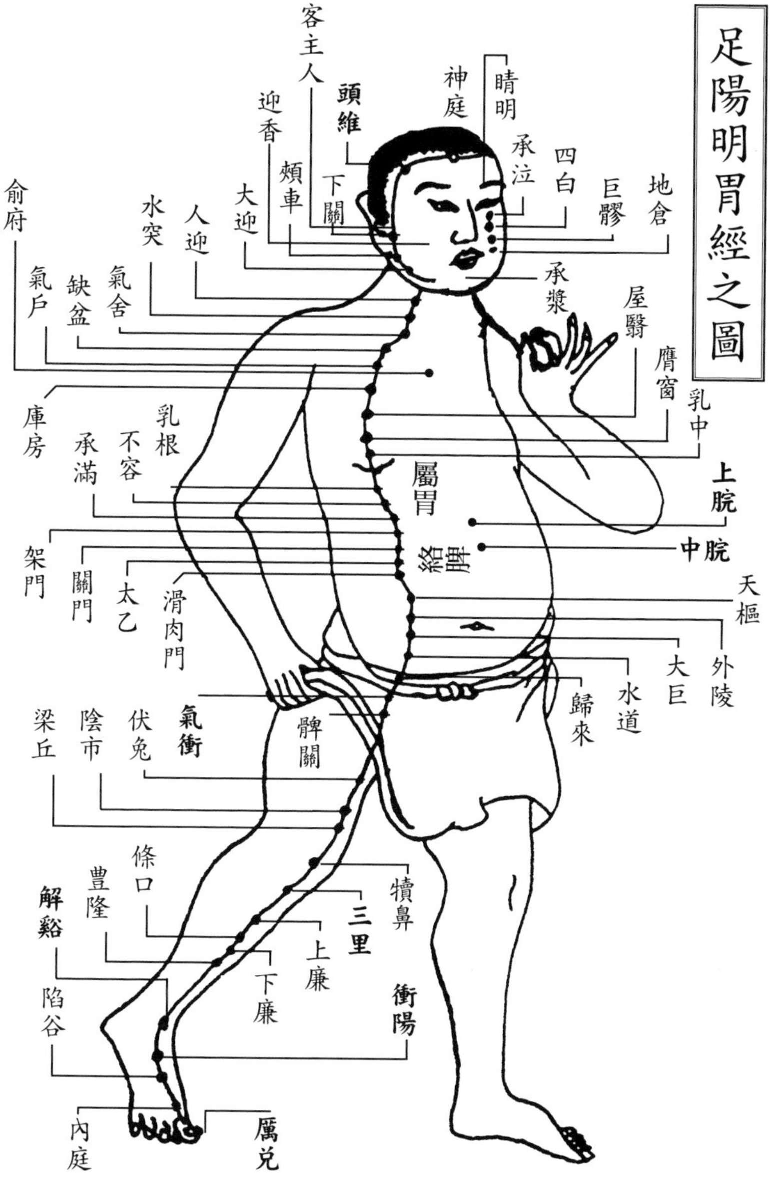
客主人
頭維
迎香
神庭
睛明
承泣
四白
巨髎
地倉
頰車
下關
大迎
人迎
水突
俞府
承漿
氣戶
缺盆
氣舍
屋翳
膺窗
乳中
庫房
乳根
不容
承滿
屬胃
上脘
中脘
絡脾
架門
關門
太乙
滑肉門
天樞
外陵
大巨
水道
歸來
氣衝
髀關
伏兔
陰市
梁丘
條口
豊隆
解谿
犢鼻
三里
上廉
下廉
衝陽
陷谷
內庭
厲兑

足少陽膽經之圖

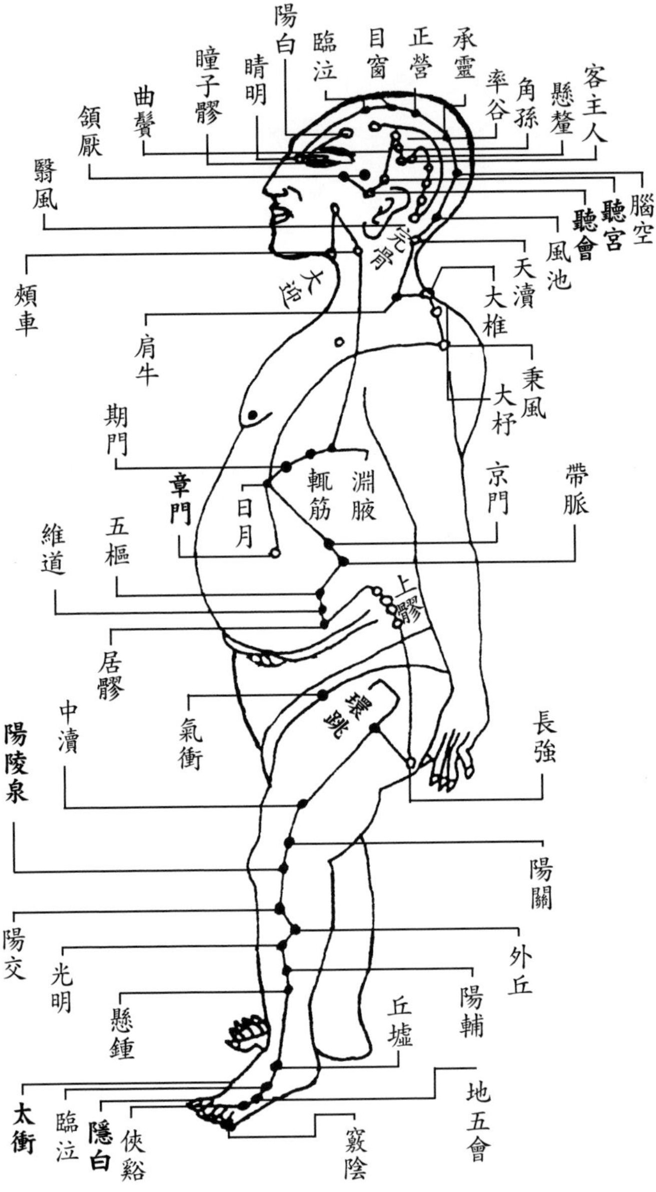

陽白
臨泣
目窗
正營
承靈
瞳子髎
睛明
率谷
角孫
懸釐
客主人
曲鬢
頷厭
腦空
聽宮
翳風
聽會
完骨
風池
天瀆
頰車
大迎
大椎
肩井
秉風
大杼
期門
輒筋
淵腋
京門
帶脈
章門
日月
五樞
維道
上髎
居髎
環跳
氣衝
中瀆
長強
陽陵泉
陽關
陽交
外丘
光明
陽輔
懸鍾
丘墟
地五會
太衝
臨泣
隱白
俠谿
竅陰

足太陽膀胱經之圖

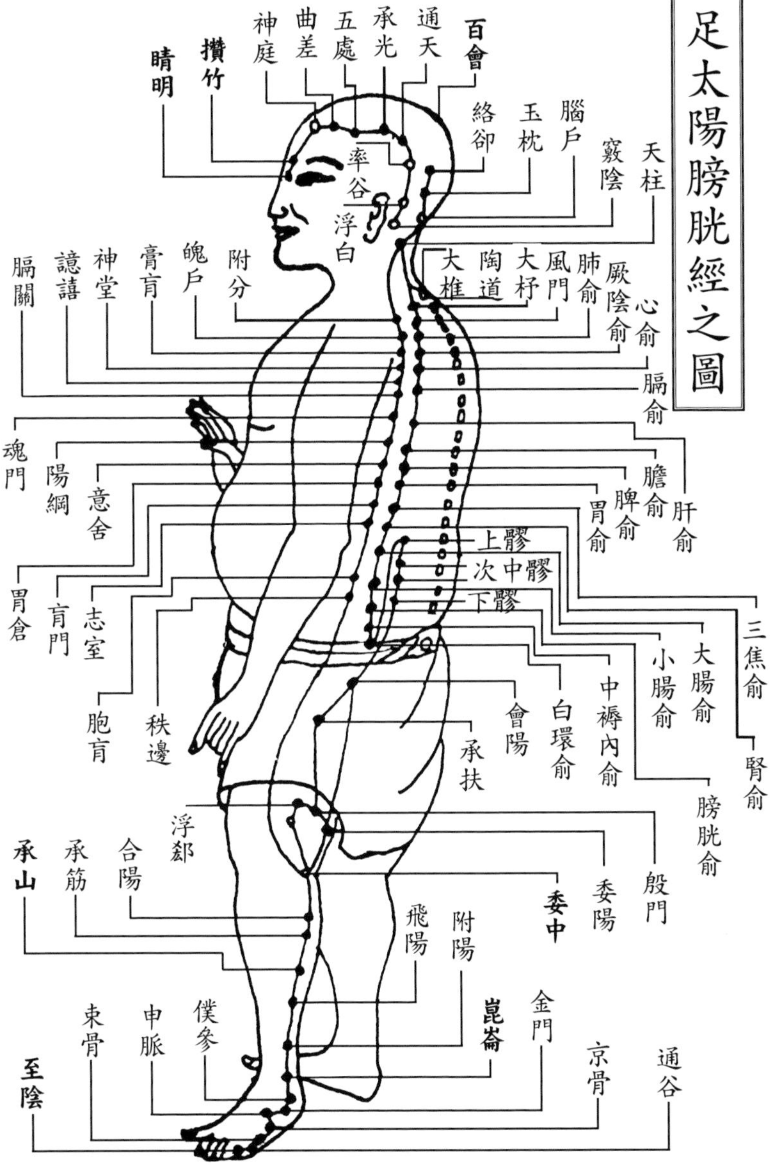

神庭
曲差
五處
承光
通天
百會
睛明
攢竹
絡卻
玉枕
腦戶
竅陰
天柱
率谷
浮白
膈關
譩譆
神堂
膏肓
魄戶
附分
大椎
陶道
大杼
風門
肺俞
厥陰俞
心俞
膈俞
魂門
陽綱
意舍
膽俞
脾俞
胃俞
肝俞
上髎
次中髎
下髎
胃倉
肓門
志室
三焦俞
大腸俞
小腸俞
腎俞
中膂內俞
白環俞
會陽
承扶
胞肓
秩邊
膀胱俞
浮郄
殷門
委陽
委中
承山
承筋
合陽
飛陽
附陽
崑崙
金門
束骨
申脈
僕參
京骨
通谷
至陰

足太陰脾經之圖

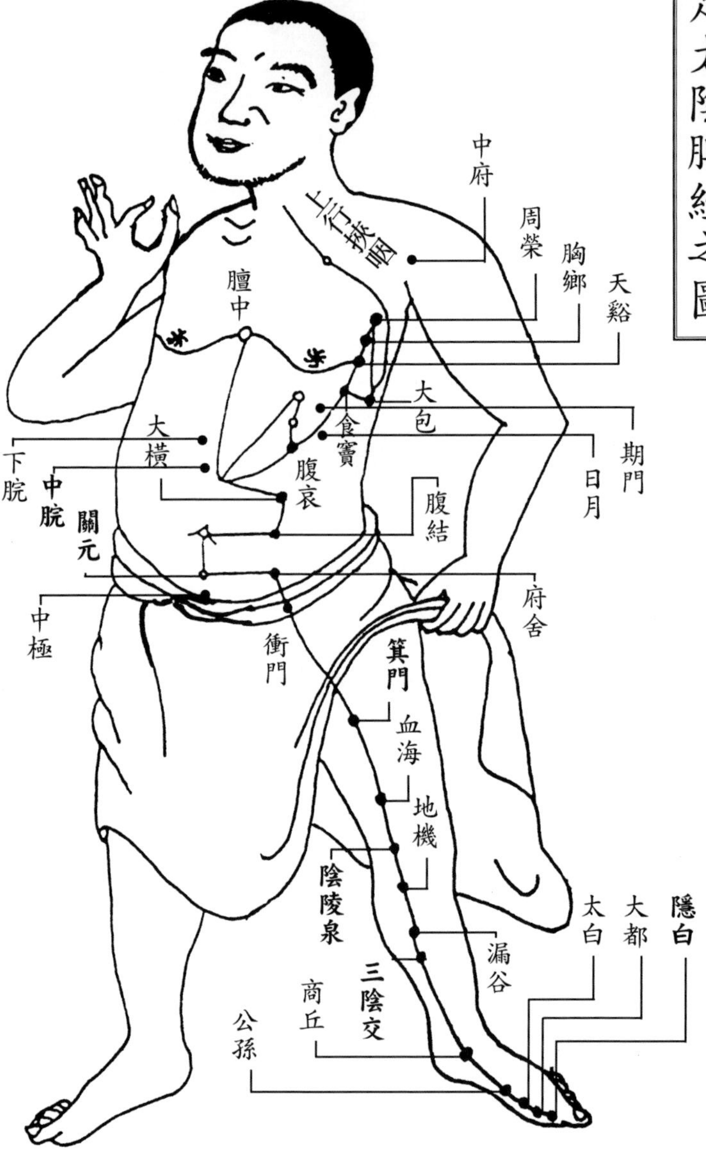
中府
周榮
胸鄉
天谿
上行挾咽
膻中
大包
食竇
期門
日月
大橫
下脘
中脘
腹哀
腹結
關元
府舍
中極
衝門
箕門
血海
地機
陰陵泉
漏谷
三陰交
商丘
公孫
太白
大都
隱白

足厥陰肝經之圖

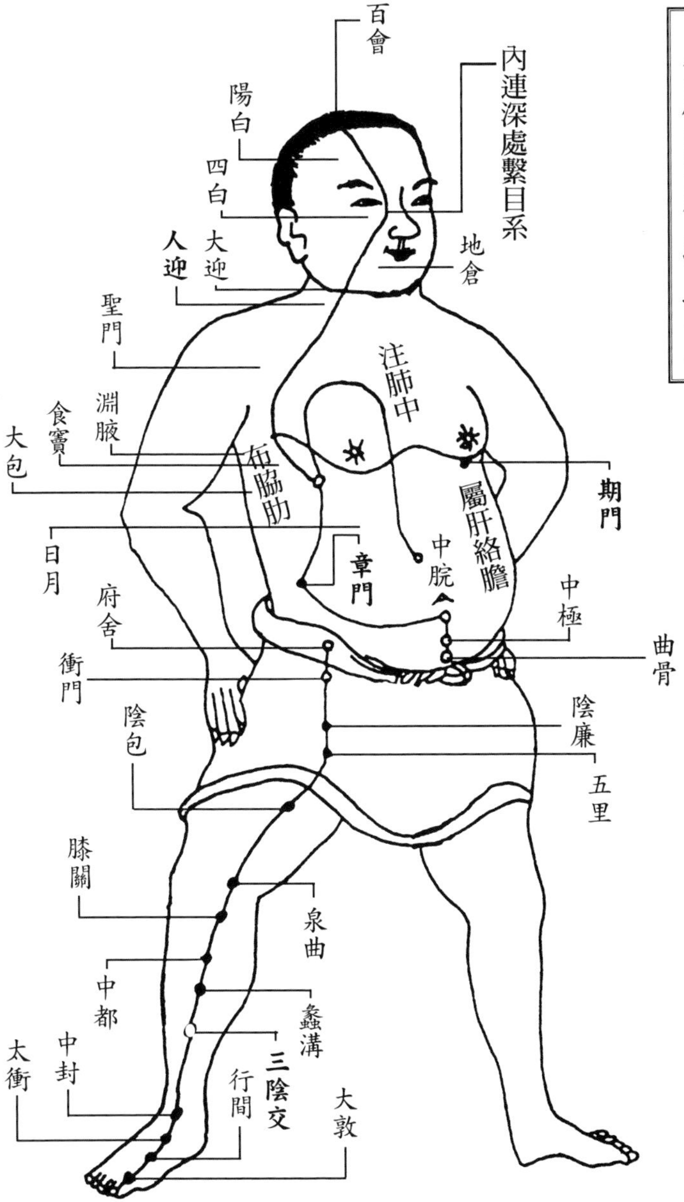
百會
內連深處繫目系
陽白
四白
人迎
大迎
地倉
聖門
注肺中
淵腋
食竇
大包
布脇肋
期門
屬肝絡膽
日月
章門
中脘
中極
府舍
曲骨
衝門
陰廉
陰包
五里
膝關
泉曲
中都
蠡溝
太衝
中封
三陰交
行間
大敦

足少陰腎經之圖

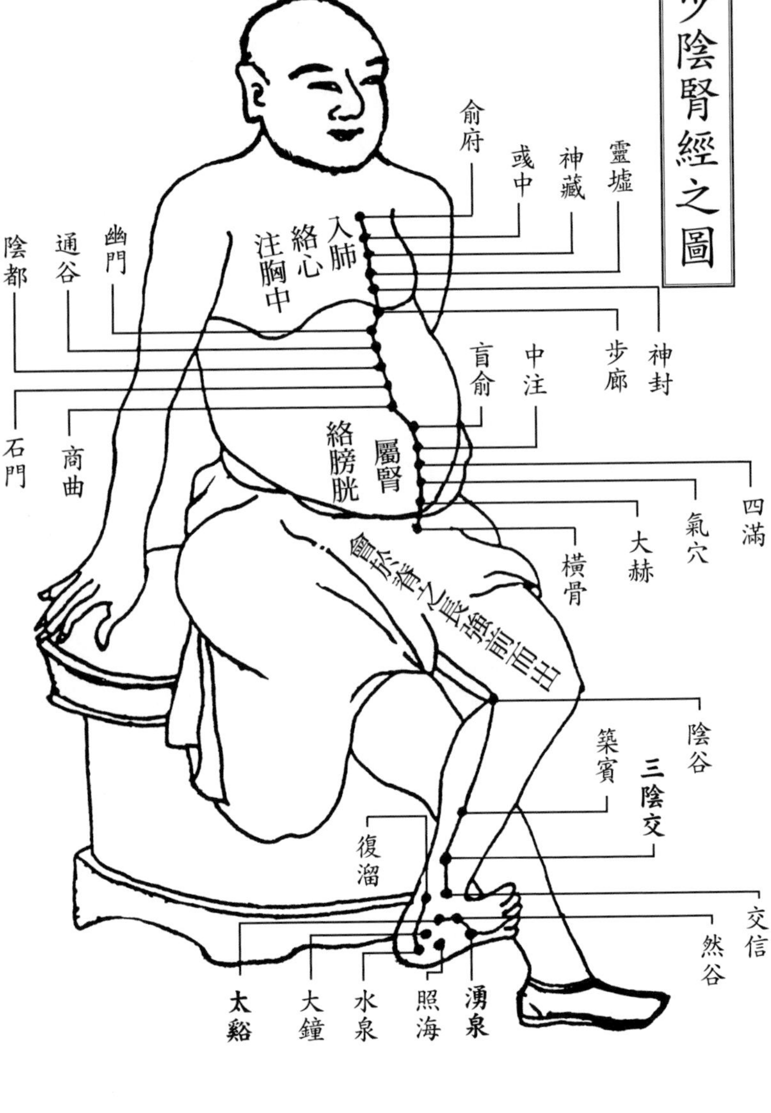

俞府
彧中
神藏
靈墟
神封
步廊
幽門
通谷
陰都
入肺絡心注胸中
盲俞
中注
石門
商曲
絡膀胱
屬腎
四滿
氣穴
大赫
横骨
會於脊之長強前而出
陰谷
築賓
三陰交
復溜
交信
然谷
太谿
大鐘
水泉
照海
湧泉

也可以透過針灸治療，當然不是每個人都能夠用針，也不是每個人都適合用灸，先要了解自己是燥熱性體質還是虛寒性體質。就像三伏貼，有些人是熱性體質的，肯定是不可以用三伏貼的。就像早期很多人在流行薰臍療法一樣，如果你是熱性體質的人，經常便秘、口乾舌燥、流鼻血、長眼屎，這種嘴巴潰爛燥熱性體質的人，你要用三伏貼、用薰臍療法的話，嚴重的可能會有生命危險，輕微的反而會替你製造其他別的症狀。所以一開始我們就跟各位聲明在先，要了解自己是燥熱性體質還是虛寒性體質。

以牙齦出血為例，上牙齦是屬於足陽明胃經，下牙齦屬於手陽明大腸經，所以在選擇藥物或食材時，你就可以選擇腸胃系統的藥物或食材。有的時候我們看到現代醫學治療的方式會啞然失笑，我們曾經看過一個牙齦出血的病歷，既然身體的某個器官部位有出血現象，現代醫學想當然耳治療方向肯定是先打一針止血針，卻未能止血，於是又去一家規模很大的醫院就診，沒想到這家醫院竟然從他大腦殼打了兩個洞，找到出血點然後燒灼，結果他依然在出血。

我們就這個病歷分析討論，上牙齦是足陽明胃經，下牙齦是手陽明大腸經，病位是在它的腸胃系統，所以一定要找到作用在腸胃系統的藥物，這跟它的歸經經絡循行有一定關係。

人不管任何器官部位出血，早在《黃帝內經》時代就已經告訴我們，「熱傷陽絡則吐衄，熱傷陰絡則便血」，肚臍上是陽，肚臍下是陰，所以這種病因是出在有熱象，這樣一來我們就一定要用比較寒涼的藥，有清熱作用的，最後當然還要有止血的藥物。

會吐血流鼻血，早期有一個療效非常好的處方，甚至治療血液病也有相當的功效，這個方叫做犀角地黃湯，可是因為犀牛是稀有動物，犀牛角不能用。不過沒關係，傳統醫學止血的藥物實在是多得不勝枚舉。譬如你會流鼻血，在《冷盧醫話》中，陸定圃先生（陸以湉）就特別推崇明朝末年喻嘉言先生（喻昌）的一個方，叫做清燥救肺湯，裡邊有很多一方面能止血、一方面能補血的藥物，譬如石斛養胃、阿膠止血。同時我們也可以用薔薇科植物的仙鶴草、菊科的紫菀、蘭科的白芨，還有對抗凝血效果非常好的豆科植物花生衣。

總而言之，歸經往往可以提供我們臨床上治療的方向。

飲食與體質密切配合

飲食習慣方面，尤其是食物的部分，《內經》時代就已經區分出食物的屬性。食物有溫涼寒熱不同的屬性，如果你本身是燥熱性體質，又喜歡吃比較熱性的食物，無異是火上加油。譬如說有的人臉上長很多面皰、痤瘡、青春痘，也容易長眼屎，口腔容易出現口乾舌燥甚至產生口瘡、潰爛的情形，如果又喜歡吃熱性食物，就會使面皰痤瘡更嚴重。有的人常流鼻血、便秘、小便短少，這些症狀顯示你要找比較屬於寒涼性的藥物。

另外有人是屬於濕性體質，一般濕就比較重，所以基本上濕一定是往下發展、往下走的。一旦確定是濕性體質，寒涼的食物、冰冷的食物最好避免，因為三十六度半的體溫碰到濕冷的東西，濕熱一結合，就會往下半身發展，如此一來關節就會腫脹，甚至會痛。而且濕熱一沉澱在關節腔裡，有尿酸痛風的人肯定就會發作。所以像這樣體質的人，在食物選擇方面，就不要接觸冰冷的食物。

相對的，很容易長頭皮屑、頭皮癢，眼睛乾澀、口乾舌燥，鼻腔黏膜出現像陽明病一樣鼻乾，甚至還會有痛感，大便像羊屎一樣，這些都叫做燥熱性體質。既然是乾、燥，我們就一定要用滋陰養血滋潤的藥物，譬如像枸杞的根叫做地骨皮，就是滋陰養陰的藥，北沙參、玄參也是，尤其玄參特別提到可以瀉無根之游火，像藥材裡相當貴的鱉甲，因為所含膠質非常豐富，就可以滋陰養陰。

我們也可以選擇膠質豐富的食材，動物性的海參、蹄筋、牛筋，都是黏黏滑滑脆脆的，膠質含量非常豐富。植物性的也有，像黑木耳、海帶、川七葉、地瓜葉這類黏滑滑脆脆的食材，就含有非常豐富膠質的成分，它可以潤滑、可以滋潤、可以補充我們磷鈣的不足，而達到滋陰養陰補血的效果。

在《珍珠囊藥性賦》這本書中，就把藥物按照溫平寒熱的屬性做分類跟歸納，對想了解藥物或食材溫平寒熱的屬性，要對食物、藥物有進一步認知的人，是不容錯過的典籍。

清朝汪昂先生的《本草備要》也是一本重要的著作，書中除了介紹食物的屬性以外，也把它分為酸苦甘辛鹹五種不同的味道。如果你是酸性體質的人，就一定要找一些含有鹼性或鹹性的食物來平衡，譬如自從有了家電用品後，很多人都喜歡吃冰箱裡寒涼裡的食物，有尿酸痛風的人也因此越來越多，因為接觸冰冷的食物或是普林（嘌呤）含量較高的食物，尿酸痛風就會嚴重的發作。

我有一位病患劉姓小女生，小小年紀還沒上小學，尿酸指數就高達一五・六，所以她的手、膝關節就出現紅腫熱痛的症狀，連輕輕觸摸都會痛。碰到這種醫案，我常會從篩選食物著手。含有高生物鹼含量的食物，譬如大家很熟悉的莧菜，肯定可以平衡我們的酸鹼，蕨類植物也是同樣的食材，可以改善酸鹼不平衡的現象。

所以食物的選擇，不單是防老抗老養老，對健康保健都有非常重要的功效。海裡的動物、植物、礦物，因為海水是鹹的，所以是鹼性的屬性；如果是酸性體質，可以選擇像海帶、海苔、魚蝦、牡蠣等，就能平衡我們的酸鹼值。在水果或蔬菜裡，像薔薇科植物在還沒有完全成熟之前，味道都偏酸，酸有收澀收斂的作用，譬如有人腸胃功能差容易腹瀉拉肚子，多吃一些蘋果之類的水果就有健胃整腸的效果。

食材、藥材的酸鹼屬性，對我們體內的ＰＨ值平衡有很大的影響，所以我們一定要了解自己是屬於酸性還是鹼性的體質。但是也要注意，有些食材或藥材到了體內以後竟然會改變酸鹼的特性，像檸檬是非常酸的一種水果，說它是食材也可以，它進入人體後就變成鹼性的屬性。除了了解食物的酸苦甘辛鹹五味以外，我們還應該了解它有哪些作用，譬如說淡的食材、食物有滲泄或利尿的作用，礦物類的食物有收斂、收濇的效果。

除了有溫平寒熱屬性以外，食物也有酸苦甘辛鹹的味道，由於味道不同，所以有上升下降的不同作用。譬如生蘿蔔吃了會嗝氣，表示氣是往上升的；熟蘿蔔會使腸子蠕動，表示氣是往下降的現象。一旦了解這些升降浮沉的作用，如果眼睛不舒服充血，你就知道該用上病下治的方式，燥熱的食物要少接觸。又如像桔梗、升麻、荷葉肯定有上升的作用，要讓藥效到達腦部，我們就選擇桔梗、升麻、荷葉，另外它有發散的作用，像含有精油成分的當歸、川芎一樣，會上升會發散。食材藥材當然也有往下的，如果要讓藥效往下走的時候，就會用像牛膝這一類的藥物，另外所有有利尿作用的藥物幾乎也一定會往下走，車前子、金錢草、白茅根、冬瓜子、綠豆紅豆這一類的材料，肯定就有下降的功效。

我們以人體的肚臍為界，肚臍的上半部是屬陽，肚臍的下半部是屬陰，所以我們會依身體所需的作用選擇適當的食材藥材。譬如有人拉肚子拉太久造成脫肛的現象，或本身腸胃消化系統功能比較虛弱，很容易造成胃下垂，或女性容易出現子宮脫垂的症狀，我們就可以用食材藥材的屬性讓它升提，胃下垂、脫肛、子宮下垂的症狀就會獲得相當好的改善。

記得很多年前，一位高中陳姓老師有子宮脫垂的症狀，我們給她服用補中益氣湯，裡面就有人參、黃耆、柴胡、升麻這一類有上升升提的方劑藥物，我記得好像給她吃了十八帖藥，再去檢查發現脫垂的現象霍然而癒了。

中醫古籍《黃帝內經》裡常會提到很多治療原則，譬如中醫的「肝陽上亢」這個詞，就是等同於現代的高血壓加上頭痛暈眩。《內經》提到的治療原則中說上面的病要從下面治療，因為高血壓頭會暈、頸椎會僵硬，有時會頭痛，所以在選擇食材藥物的時候，就要找往下走的或是會沉降的，或用一些潛陽的藥，譬如石決明、珍珠母這些蚧殼類的食（藥）物，都能獲得很好的效果。

治療流鼻血、眼睛充血也是，一般流鼻血我們稱鼻衄，口腔出來的稱吐血，牙齦出來的稱齒衄，眼睛出來的叫目衄，這都在我們的七竅部位。病位在上，就用沉降、往下走的食材藥物，川牛膝、懷牛膝、車前子、金錢草都有這種作用。所以眼睛充血，我們常選擇竹葉石膏湯、小柴胡湯，但是會加懷牛膝、車前子，這樣一來所有的症狀就會因此獲得緩解。

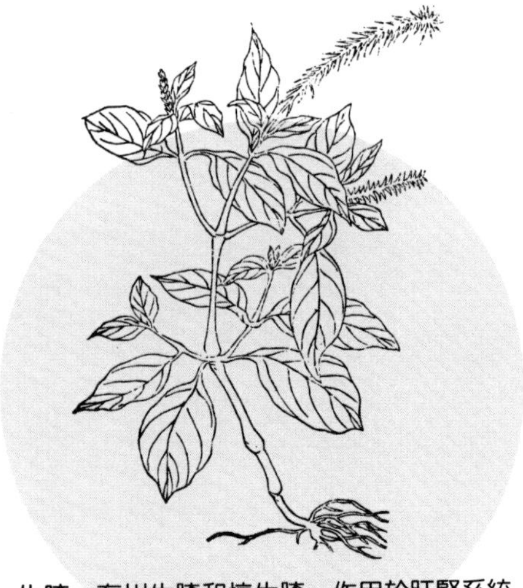

牛膝：有川牛膝和懷牛膝，作用於肝腎系統，也可以滋潤筋骨、柔軟血管壁。

年紀大的人出現頭暈目眩症狀的會比較明顯，如果是因為大腦血液供應不足，又是一種不同的處理方式。剛剛說的頭痛頭暈、眼睛充血、吐血、流鼻血，可以用沉降的藥，但是如果年紀大、體力衰老而產生的暈眩，我們就要用強心的藥，或是強壯心臟的食材，譬如附子、丹參、遠志，或是加一些補血的譬如雞血藤，讓心臟血管能夠充分將血液供應給大腦，腦細胞含氧量充沛的話，頭痛、頭暈、暈眩的現象也會因此獲得改善。有的時候則是因為腸胃系統營養吸收供應不夠，而造成暈眩，那就要從健脾補氣的角度著手。

所謂民以食為天，飲食是維繫人類生命的要素之一，人沒有吃是肯定會死亡，而要維持身體能量燃燒，一定要提供充沛的營養。但不管討論抗衰老也好，討論養生保健也好，必須先確認自己體質的陰陽屬性，體質的酸鹼屬性，體質的燥熱性或寒涼性，才能選擇適合自己的食材或藥材。食材藥材同樣有溫涼寒熱到酸苦甘辛鹹的不同，也有往上升提或往下沉降作用的不同。

從飲食方面了解哪些適合你，哪些不適合你，哪些吃了對你身體有益，哪

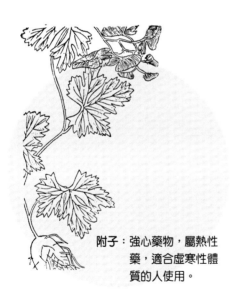

附子：強心藥物，屬熱性藥，適合虛寒性體質的人使用。

些會產生副作用或有一些狀況的，這些從《黃帝內經》時代累積到現代為止，我們更能夠體會到傳統醫學對食品營養研究的內容豐富、博大精深。就單一內容延伸擴充深入分析說明，要寫成一本專書也沒有問題，我們為讀者整理解析的重點，認識了解之後不一定能夠活到百歲，但起碼可以少病少痛，能夠享盡天年。

除了提供給所有讀者社會大眾應該知道的基礎知識，更重要的一點是「起而行」——持之以恆的展開行動。

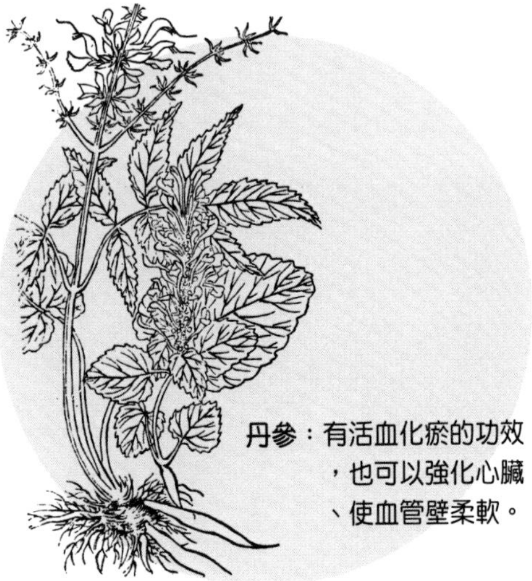

丹參：有活血化瘀的功效，也可以強化心臟、使血管壁柔軟。

持之以恆的行動

有一位年紀九十幾高齡的陳姓老監察委員，人家問他的養生之道是什麼？第一每天吃豬皮，蒸的也好煮的也好；第二每天照三餐喝菸酒公賣局生產的龍鳳酒，一次一百ＣＣ，還有養生保健補養的藥材，有一點甜度很好入口。九十幾歲的老先生第一耳聰目明，第二頭髮烏黑，第三臉上沒縐紋，第四談不上健步如飛至少不用拄枴杖，精神奕奕，原因就是他懂得養生的方法，持之以恆。

經濟條件較理想的當然可以用零膽固醇的海參取代豬皮，但依我個人一輩子標榜的「簡便廉效」原則，所費無多的豬皮，以及其他如地瓜葉、川三七葉、莧菜、木耳等口感黏黏滑滑脆脆的食材，是我比較推薦的，不喜歡固定吃一種食物的人，可以輪流交替更換菜色。無論如何，營養固然要緊，不過恆心毅力可能更重要。

2 防老抗衰方藥與食材

各種症狀的方劑與藥材食材

防老抗衰的處方用藥可以說非常多，以下的相關章節裡也會各自介紹，本章先做一番系統化的整理。

頭面五官

防老抗衰的方子裡，比較明確的是汪昂先生寫的《醫方集解》，中國醫藥大學的李世滄博士，就根據《醫方集解》的架構，因應中醫界的需求編寫了一本《臨床中藥方劑手冊》，編輯順序按照《醫方集解》的模式，譬如補養之劑，氣虛、血虛、陰虛、陽虛、陰陽俱虛等。

我有個習慣，如果要討論人體的問題，常常是從頭談到腳。我們有一個方叫做七寶美髯丹，美髯就是鬍子長得很漂亮，七寶美髯丹對長頭髮很有作用，中藥並不像西藥，專病專藥，七寶美髯丹除了可使頭髮變黑，也可以促進毛髮生長。以下我想對於單味藥的應用，先用處方來介紹。

年紀大了視力模糊，中國醫學觀點認為肝開竅於目，加味逍遙散是首選方，而杞菊地黃丸則是陸定圃先生的《冷廬醫話》最推崇的，裡面是用枸杞、菊花加蜜，跟現在的杞菊地黃丸不太一樣。

一般年紀大了，從出生活到九十歲、一百歲，用鋼鐵做的機器都會老化，飛機外殼都會彈性疲乏，人也是一樣，因此我們可以用四逆湯、生脈飲這一類處方，另外譬如針對蒼老、生理機能老化的有一個方叫還少丹，顧名思義就是還我少年的意思，裡面的一些藥物都有補養的作用，還少丹不僅僅是還我少年，熟地、山藥、山茱萸，事實上有六味地黃的架構在裡面，一般人滿喜歡用的。它是從仲景的腎氣丸變化出來的，腎氣丸裡面有桂枝、附子是屬陽的藥，換成知母、黃柏的話就有比較清熱的效果。宋朝的錢仲陽先生（錢乙）把桂枝、附子去掉，變成六味地黃丸，所有先天的症狀都可以使用。

思慮傷心脾，這種症狀除了有歸脾湯以外，還有天王補心丹。對於失智症，我們有孔聖枕中丹，所以對於記憶力衰退的，包括小朋友以及年輕學子，如果讀書記不起來的話，我們可以用孔聖枕中丹治療，組成有龍骨、龜板、遠志、石菖蒲，重點是在遠志、石菖蒲。

免疫力、四肢循環、心肝脾肺腎系統

針對整體肢體功能退化，我個人最喜歡用的是加味四妙丸。骨質疏鬆的問題可以用龜鹿二仙膠，有的用粉劑就可以，這方子是明朝宮廷御醫李中梓開發的，裡面有龜板、鹿茸、人參、枸杞，鹿茸有興陽的好處。人年紀大了，抵抗力難免比較差，所以老祖宗就開發了玉屏風散，搭配小柴胡湯所謂的後天湯，免疫力就可以增強。李東垣先生喜歡用補中益氣湯，其實就是從保元湯變化來的，他只用人參、黃耆、甘草這三味藥組合而成，補中益氣湯就是建築在保元湯的基礎上，再加上當歸又叫做補血湯。大家都知道人有三寶，精、氣、神，當歸補血，黃耆補氣，四君子湯補氣、四物湯補血，兩個方合起來叫做八珍湯；八珍湯再加黃耆、肉桂，就叫做十全大補湯；十全大補湯去掉川芎，加上遠志、五味子又叫做人參養榮湯，對於氣血不足都可以運用。

至於肝、心、脾、肺、腎五臟，要養肝血就可以用加味逍遙散。強心的藥可以用養心湯。針對脾胃系統除了用四君子湯、五味異功散、六君子湯、七味白朮散以外，當然我們也可以用歸脾湯、參苓白朮散，仲景方裡面的小建中湯也是健運脾胃的藥物，對腸胃系統都有很好的功效。對於呼吸系統，有補肺阿膠散，有所謂的補肺湯。這些方劑都是非常理想的處方。腎功能衰竭除了可以用腎氣丸以外，也可以用左歸丸、右歸丸，如果有腎病也可以用豬苓湯。年紀大的人常常晚上睡不著，我們可以用酸棗仁湯等這些有效果的處方來治療，如果是頻尿，也可以考慮用腎

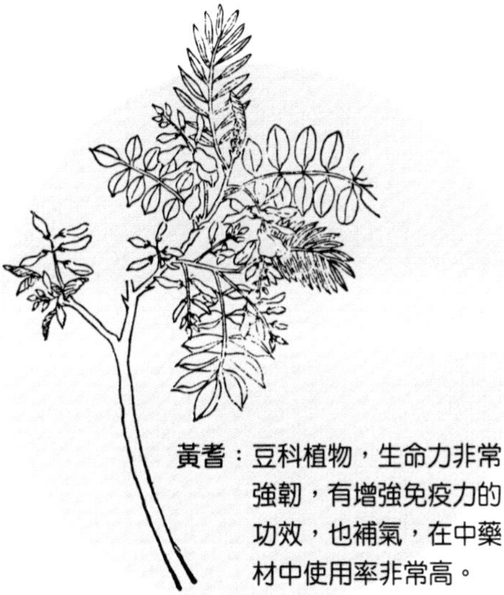

黃耆：豆科植物，生命力非常強韌，有增強免疫力的功效，也補氣，在中藥材中使用率非常高。

氣丸、桑螵蛸散。

防老抗衰的處方老實說是多得不勝枚舉，重點還是要掌握辨證論治的基礎。以補養之劑為例，就一定要朝著補陰、補陽、補氣、補血的方向著手。另外也會受個人因素的影響，像冬蟲夏草、燕窩、鮑魚這類貴重的補養藥材，我就比較少用。

腰痠背痛、骨質疏鬆、體重控制

對於減少掉頭髮、讓頭髮烏黑，除了前面提到的七寶美髯丹，我們也常常用到像黑芝麻。黑芝麻的妙用不只如此，根據一些健康百科的介紹，腰痠背痛的人，把黑芝麻炒乾了，夾在饅頭、土司裡，打成粉末狀拌在稀飯裡，吃個三、五斤腰痠背痛就可以獲得改善。

由於芝麻裡面含有非常豐富的植物性脂肪，所以可以榨出芝麻油，坐月子時用它炒麻油雞酒可以提供豐富的植物性脂肪、氨基酸，讓媽媽的體力快點恢復。對於年紀大的人便秘、氣秘，就是腸子蠕動無力，由於黑芝麻裡面含有很豐富的油脂，可以幫助腸子蠕動，改善排便的效果，每天喝一點芝麻糊的話，又簡單又方便又有效。

現代人飲食一不小心就會有尿酸痛風的症狀出現，我常常介紹兩味食材，一味是莧菜，一味是蕨類植物，口感黏黏滑滑的，所有口感黏黏滑滑的就有很豐富的膠質，隨時補充膠質，對防老抗衰、預防骨質疏鬆一定會有很理想的效果。

如果記憶力衰退，我們用益智仁、核桃熬成粥狀，裡面可以加一點枸杞，枸杞對肝腎的幫助很大，能補肝能補腎，又能開竅醒腦。

早期我都介紹肥胖型的男女性常常服用黃精，黃精與蒟蒻有異曲同工之妙，蒟蒻吃了會有飽足感，黃精更棒，不僅有飽足感，還可以填骨髓，吃了以後筋骨就會更有力氣，對骨質疏鬆、關節退化很有幫助。

我記得推薦這味黃精食材，有人到藥鋪，就讓藥鋪的朋友一斤切成四份，口感甜甜的，吃著吃著就有飽

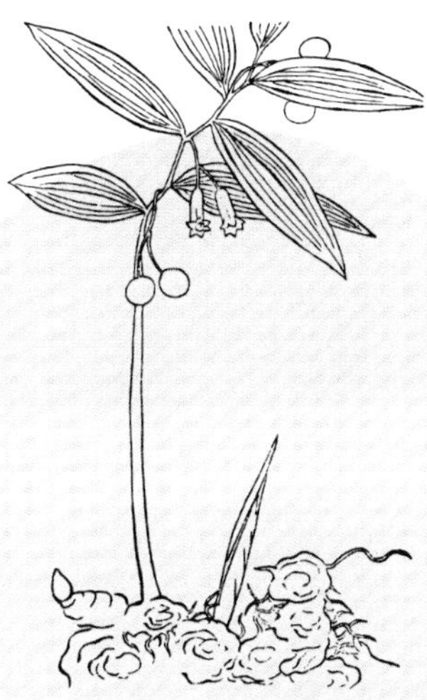

黃精：百合科植物，富含多醣體，能讓人產生飽足感，也是能增強體力的減重藥材。

足感，不會嘴饞，脂肪、澱粉蛋白質的攝取一減少，體重自然就不會增加。年紀一大，如果體重一直增加，對我們的腦血管、心臟血管都會產生很大的威脅。

這些食材都是惠而不費的材料，我個人是比較喜歡用這種食補的方式來補充某一方面不足的部分。

明目之劑

前面介紹過明目之劑有加味逍遙散、杞菊地黃丸，我們也常建議消費者用決明子、菊花放一兩片甘草片泡茶，也可以加少量的山楂片。決明子是豆科植物，有緩瀉作用，對於年紀大的人，每天又能夠促進正常的排便，只有好處沒有壞處。

食材的選擇一定要慎重，配合自己的體質使用會比較好一點，如果你一天到晚長眼

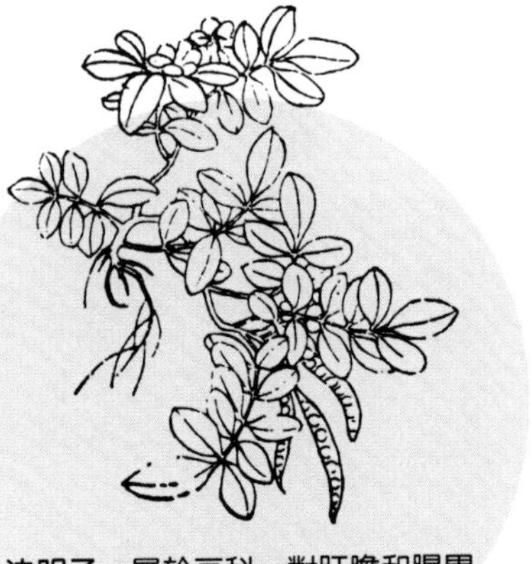

決明子：屬於豆科，對肝膽和腸胃消化系統有幫助，明目和緩瀉是其最明顯的功效。

屎，口乾舌燥嘴巴會破，用龍眼肉肯定不合適。現代人常常都喜歡熬夜，又喜歡吃烤炸、膏粱厚味的食物，容易長眼屎，這種體質的人對龍眼肉千萬要注意，能夠避免最好避免。

氣管保養

對氣管功能比較差的人，我都會建議用貝母、杏仁這樣的材料添加在其他食材中，因為百合科植物貝母有止咳化痰的功效。至於杏仁則有降逆化痰、鎮靜定喘的功效，不過要注意的是，一定要去掉皮還有尖端的地方，也就是所謂的去皮尖，否則它氫酸甲的成分有可能造成中毒的現象。找尋這些食材時，要小心品質純度與真假的問題。

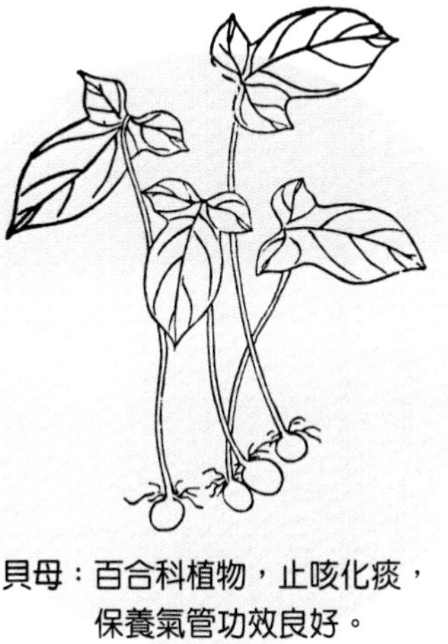

貝母：百合科植物，止咳化痰，
保養氣管功效良好。

由於食物種類太多了，我們的方跟藥更是多得不勝枚舉，我個人不喜歡用貴重的食材藥材，所提出來的都是簡單方便有效，這就比較符合我個人幾十年來所推廣的簡便廉效的功效。

食療藥膳主要的四科植物

旋花科植物

我們出版過一本叫做《張步桃談植物養生》的書，裡面蒐集了六十幾個科屬、近兩百種的藥物，其中我最常談到的，價廉物美、物超所值的第一名就是地瓜葉，它曾經被媒體炒作認為是抗氧化第一名的食材。確實我們在生活中也可以觀察得到，早年我們在客家莊都拿來餵豬，豬吃了地瓜葉，就長得肥肥胖胖的，它是屬於旋花科植物。

我記得好幾年前曾經透過媒體發表，在所有食材裡抗衰老第一名的就是地瓜葉，那時候我的印象裡曾經價碼飆到每斤上百塊；不過就像當時我預言的，不超過一個月就被打入冷宮，果然一個月左右的時間，媒體又發表說香椿的嫩芽才是抗氧化第一名。香椿是楝科植物，跟川楝子同科屬，一般炒蛋、拌豆腐、拌皮蛋打湯味道還不錯，炒蛋尤佳，但並不在我們抗衰老的行列中。

地瓜葉生命力超強，你把嫩葉摘了以後梗子埋在土裡，即便是倒過來種，隔不了幾天它就會發芽、長出嫩葉。地瓜葉的吃法當然很多，很多人都用燙青菜的方式，加上調味料，喜歡吃辣的就加辣油，不喜歡吃辣的可以放蒜瓣。以前在鄉下客家民族就喜歡用醬油、豬油拌；當然也可以用炒的方式。但是最好不要放一些奇怪的東西，例如有的會加一點麻油，我不只一次的提過，麻油一般不是純的，百分之七十以上是沙拉油的成分，另外放了麻油以後原汁原味就破壞掉了。

除了地瓜葉，另一個抗氧化很好的就是空心菜了。地瓜葉也好、空心菜也好，把葉子摘了以後，梗插在土壤裡就會生根發芽，可見它的生

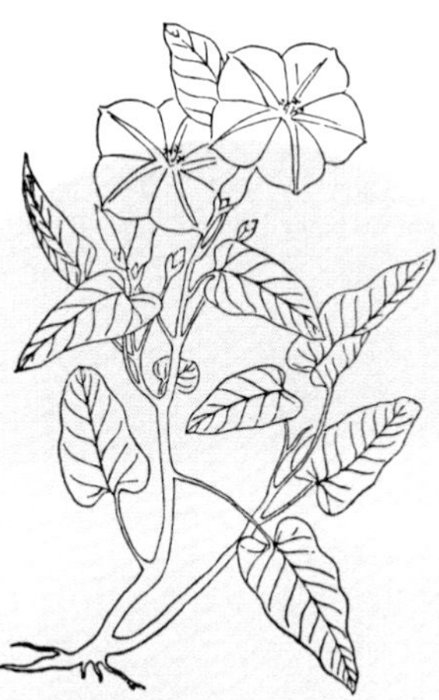

空心菜（蕹菜或甕菜）：
旋花科蔓藤類植物，生命力超強，抗氧化功效佳，是抗老防衰的最佳食材之一。

命力是超強的。空心菜閩南話叫做蕹菜。它實際上跟地瓜葉一樣，本省人管會爬過一道溝的叫過溝菜，因為它跟地瓜葉一樣都是蔓藤類植物，如果一樓牆角種地瓜葉或空心菜，讓它一路往上爬，幾乎可以從一樓爬到十二樓頂樓。空心菜跟地瓜葉一樣，把葉子摘了，梗埋在土壤裡，也會發芽長嫩葉。

我在那麼多年的研究實驗接觸中，所尋找的就是生命力超強的，地瓜葉如此、空心菜如此，還有川七葉。川七葉炒了之後滑滑嫩嫩、脆脆的。

一般植物，只要根不在就很難繼續生存下去，《難經》第十四難提到：「人之有尺，樹之有根，枝葉雖枯槁，根本將自生。脈有根本，人有元氣，故知不死。」人有根就是尺脈很明顯，有根的話會重新發芽，沒有根的話一定會枯萎。菟絲子可厲害了，它寄生在樹上，你把根刨掉它還是繼續生長，爬在牆上你把根挖掉竟然還活著，生命力超強。所以菟絲子也是防老抗衰的方子裡常用的藥物，有一個方叫做五子衍宗丸（菟絲子、五味子、枸杞子、覆盆子、車前子），裡面有五種草本的果實組成的方劑。男人年紀大了泌尿系統難免有攝護腺肥大的現象，它也有幫助排尿的功效，讓你頻尿的現象獲得相當的改善。

所以到目前為止，我幾乎一個星期當中都會吃上個三、五次的旋花科植物，一兩次的空心菜或者是地瓜葉，因為它沒有污染、不灑農藥，可以獲得長期的健康。

莎草科植物

莎草科植物首選的是當食材比較多的荸薺，有的時候稱馬蹄。荸薺是閩南話的講法，生命力很強，把它包在報紙裡放入冰箱底層，放上一年的時間它不會腐爛也不會發霉，埋進土裡，只見它回頭又發芽了，可見生命力超強。荸薺連石頭都可以化掉，依照邏輯推理，人體的腫瘤絕對不會比石頭更堅硬，你可以每餐兩顆，一天三餐六顆，清洗乾淨後把皮削掉當水果吃，口感跟水梨一樣，脆脆甜甜的。

一般做菜餚時，譬如蒸絞肉，與其放罐頭裝的小黃瓜切碎，難免會有一些防腐的添加物，不如用荸薺，對我們

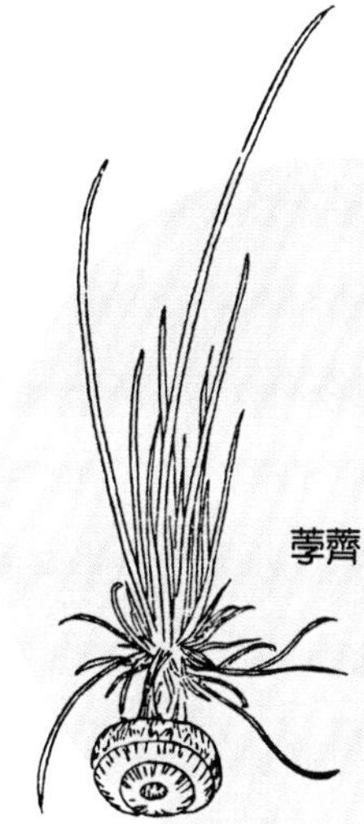

荸薺：莎草科養生植物首選，生命力極強，甚至可以化石（結石）消堅（腫瘤）。

的健康只有幫助沒有害處。炸蝦球時，一樣可以絞一點荸薺切成的丁跟蝦球一起炸，這樣蝦球咬起來就不會太緊實，鬆鬆脆脆的咬起來口感很好，對我們的健康又大有好處。我們介紹過天麻魚頭湯，裡頭除了天麻可以抗衰老補充膠質，達到預防骨質疏鬆的效果以外，也可以加入荸薺，味道會更鮮美。

除了做為食材，這些年來我自己的觀察發現，長在外表的不管是臉上或皮膚皮下，或身體的某個部位有一些脂肪瘤，可以把荸薺皮洗乾淨，然後像切薑片一樣切得薄薄的，勤快的擦拭任何部位所長的脂肪瘤，結果竟然脂肪瘤就可以消掉。此外，很多人打過預防注射，譬如卡介苗，結果多年之後注射的地方竟然長出蟹足腫，用塗抹方式每天勤擦拭即可去除。

荸薺化石的效果，如果想要更快速，可以把荸薺洗乾淨，然後用蔥，把較枯黃、較髒的葉子清除乾淨，但是鬚根要保留，把泥土洗乾淨，用一斤的蔥、三斤的荸薺一起煮水，煮出來的水當飲料喝，然後吃荸薺。有的快則吃了兩三次石頭就排出來了，有的就被它化掉了。當然這跟抗衰老沒有直接關係，但我覺得可以提供這民間常用的偏方造福社會大眾的話，未嘗不是功德一件。

莎草科植物裡還有一味當藥材使用比較多，叫做香附，葉子有點像稻草。用拔除的方式不出三五天，它又長出嫩芽，有人在菜園裡用翻土的方式將它連根挖出，放在土壤上曝曬，曬了幾個月，有一天下了一場雨，一有了水分的滋潤，它又活過來了，所以肯定它的生命力是超強的。在《本草備要》裡，老祖宗早就發現香附可以作用在十二經奇經八脈，早期的藥學專家譽為氣病的總司，女科的仙藥，所以香附在人體任何一個地方都可以發生作用。

金元四大家之一的朱丹溪先生就特別製作一個處方，名叫越鞠丸，這個處方只有五味藥但能治六鬱。當年我們剛開始接觸中醫的時候，曾經很納悶的請教指導的老師，為什麼只有五味藥卻可以治六鬱。六鬱就是所謂氣鬱、血鬱、痰鬱、火鬱、溼鬱、食鬱，氣血痰火溼食，氣鬱要用香附；血鬱要用川芎；痰鬱丹溪先生沒有提供用

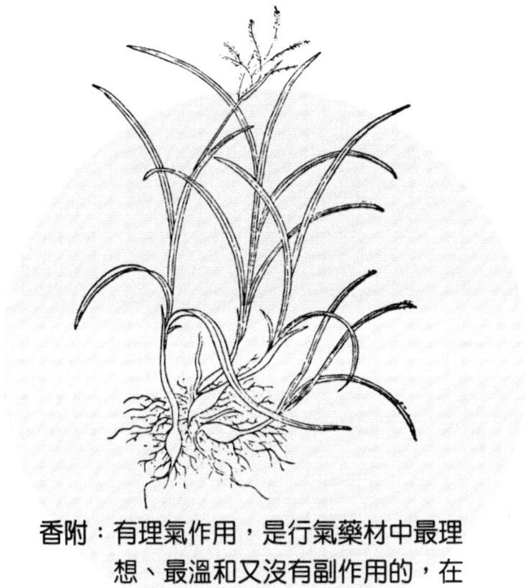

香附：有理氣作用，是行氣藥材中最理想、最溫和又沒有副作用的，在人體所有地方都可能用上。

什麼藥物治療，因為化痰的藥太多太多了，只要含有皀素成分的藥物，譬如桔梗、百合、浙貝、遠志、沙參，都可以用來化痰，意思就是留下思考的空間，讓後代的醫者自己考量；火鬱就用梔子；溼鬱用蒼朮；食鬱就用神麴。最後他講了一句話：氣行則血行，血行則其他的溼鬱、食鬱也因此而獲得改善，所以氣跟血一定要同時維持正常的運作。

很多老太太、老先生，年紀一大難免出現一些現代醫學根本找不到任何原因的症狀或疾病，也會有力不從心的感覺，事實上那就是機能退化的意思。人類有精、氣、神三寶，一旦身體各部機能的生理功能退化，就像洩了氣的皮球、鬆弛的橡皮筋一樣，所以我們在飲食上給社會大眾讀者提供這些生命力超強的食物，肯定會有很大的幫助。

年紀大的人，不管身體的各部機能都有退化的現象。我們行氣的藥裡面最理想最溫和而且肯定沒有任何副作用的，就是香附。以前我們在鄉下種菜的時候，菜園裡有很多的香附，它像禾苗一樣的葉子，不過跟禾苗不同科屬，香附是莎草科。香附長得很茂盛，肯定會影響到蔬菜的生長，但拔掉以後過不了兩三天它又冒出來了，可想而知它的生命力是超強的。

所以在防老抗衰的處方裡，可以加香附這一味藥，由於它的顆粒不是很大，像薏苡仁一樣，所以叫做香附米。曾經有一個人罹患腫瘤，治療效果不是很理想，結果有一天他找我看診以後，拿著一個塑膠袋，告訴我說他的腫瘤已經不見了，就是喝了裡面裝的香附米煮水。老祖宗說氣行則血行，腫塊自然就消失了。

老祖宗還說過一句話，單方氣死名醫，實際上我們很多的處方像木香流氣飲、十六味流氣飲、二十四味流氣飲，行氣藥都佔三分之一以上。當歸補血湯也是如此，當歸補血，黃耆補氣，可是當歸的劑量只是黃耆劑量的五分之一，黃耆用五錢當歸只用一錢，因為它們的生命力都是超強的。

蘭科植物

人也好植物也好，都需要四大要素：陽光、空氣、水、土壤，但在比較原始的森林裡，你會看到樹梢上面高高掛著蘭科植物，原來蘭科植物竟然不用土壤，只要有陽光、空氣和水分，它是透過氣根來吸取空氣中的水分，或者寄生在樹上，透過寄主的營養水分的供應就能活命。有些地區很長一段時間乾旱不下雨，而蘭花竟然仍存活著，真是生命力超強的一種植物。

石斛蘭是蘭科植物，把霍山石斛放在嘴巴裡慢慢咀嚼，會有很多的黏液分泌，類似男性的精液，就肯定對男性性功能的建立恢復有很好的治療效果，只不過霍山石斛的價位比較貴。

談到藥膳，我最常提到的就是美味的天麻魚頭湯。天麻是蘭科植物，石斛、白芨也是，蘭科植物含有一些膠質成分，對骨質疏鬆的老先生、老太太很好。天麻魚頭湯是一道很不錯的食材，在製作的過程中，不妨加一些補氣補血的食材。鱸魚的肉質比較鮮嫩，我想牠的營養作用只有好處沒有壞處。先用清水去除魚的泥巴味，做菜前先把水分瀝乾，魚頭放在油鍋裡炸到有一點酥黃的色澤，準備好蔥、薑、蒜、辣椒，另外也可以加大白菜或荸薺，有人喜歡冷凍豆腐的話也可以加。把食材全數放入後用武火煮開，再用文火（或叫溫火）慢慢燉，燉到大白菜爛了，燉到豆腐一孔一孔的，這樣子口感對年紀大的人來說會比較方便。豆腐、白菜、蔥、薑、蒜隨你的口味。

至於天麻可以用五錢到一兩，如果家裡人口多的話，不妨多加一點，會有脆脆的感覺。每個星期可以至市場採買一份，口感非常的理想，又可以收到闔家團圓、一家人和樂融融的聚會。

天麻可以用來治療所謂的衰老，包括稱為雷根症候群的阿滋海默氏症和巴金森氏症。除了可以補充膠質、抗衰老，事實上對腦室受傷的腦震盪，包括現代很多的腦室病變，我們用天麻、鉤藤、殭蠶、蟬蛻，這些都可獲得緩解。你可以磨粉，也可以燉湯做成食材，天麻脆脆的，含有豐富的膠質成分，對骨質疏鬆尤其是年紀大的老先生、老太太，都有很好的修護作用，對記憶力的衰退、注意力的不集中，也有很好的功效。

蘭科植物品類繁多，一般我們臨床

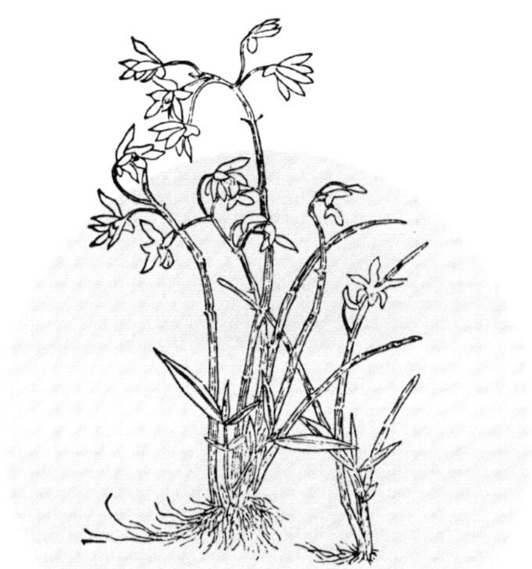

石斛（蘭）：
被稱作養胃聖藥，降血糖功效佳，對男性性功能的建立和恢復，也有很好的效果。

上出現最多的除了天麻、石斛，另外就是一味白芨了。有一位小姐不知什麼時候造成耳膜破損，不過在病歷表有詳細紀錄，結果我們開的處方裡加了白芨這味藥，經過一段時間的治療再去看耳鼻喉科，發現耳膜已經修護好了。還有一個中醫同道，姊姊耳膜破掉已經安排好在一家大醫院開刀修護，他勸姊姊暫時不要開刀，開中藥給她吃，結果吃到第九天，經過檢查追蹤發現耳膜已經修護了，這些都是實際的例證。

除了耳膜破損，肺葉破損、腸胃有潰瘍破洞也可以用白芨這味藥修護。有一位八十多歲的林姓老先生，年輕時開過刀之後，每年一到冬天，開刀縫合的地方就會破裂出血，十分疼痛。我用四、五、六、七這一類系統的腸胃藥，有的時候跟四逆散搭配，中間就加了白芨、川七，川七止痛，白芨修護，一直到老先生九十幾歲往生，

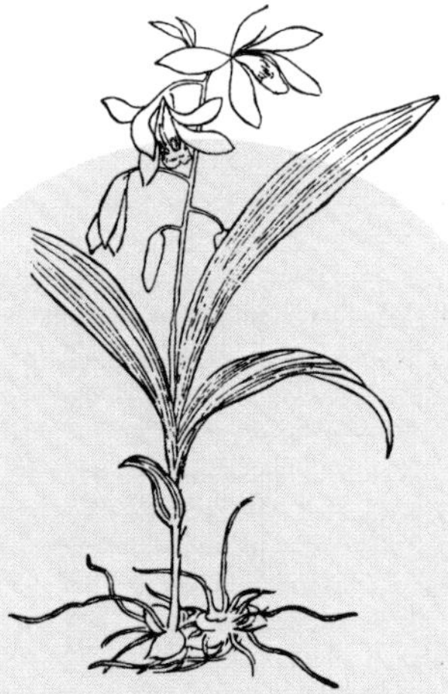

白芨：對人體組織修護的作用和黏著的效果非常神奇，舉凡潰瘍破洞都適用。

沒有再傳出冬天開刀處出現狀況，由此可見白芨的功效特別好。

睡蓮科植物

睡蓮科的植物裡面，最被推薦受社會大眾喜愛的，就是蓮藕。蓮花從根部的蓮藕到抽出來的荷梗、開的荷葉、花的蓮蕊、結的蓮子、挖出蓮子後的蓮蓬，沒有一樣東西是不能使用的。

由於飲食作息運動等等的關係，而導致血管壁阻塞了，沒有彈性了，就可以藉助蓮藕汁或蓮藕粉把它打通。此外，人的血壓難免由於動脈血管壁的硬化缺乏彈性而導致破裂，我們一樣可以用蓮藕汁、蓮藕粉修復。

媒體報導過一則消息：在大陸青海一處乾枯的河床上挖掘出一堆蓮子，根據科學鑑定，發現至少超過三千年的時間，外皮挫開、種在土壤裡之後，竟然破土而出，發芽成長。無獨有偶，沒多久在澳洲也挖掘出一堆蓮子，經鑑定超過四千年的歷史，後來也跟青海的蓮子一樣栽種、一樣發芽成長。睡蓮科的生命力之強，簡直讓人不敢相信。

睡蓮科植物裡，大家最熟悉的，而且我這三十年來積極推廣的叫做蓮藕，長在水裡面的根部叫做蓮藕，這個蓮有的人寫成連接的連，實際上藕斷絲連的藕就是長在水中的。它一節一節的，長得圓滾滾的含藕粉的成分比較高，長條型的則纖維質成分比較高。我們要吃蓮藕汁就要找圓滾滾的，把外皮洗刷乾淨，節跟節之間切斷，就會呈現一孔一孔的，為了安全起見，對著水龍頭沖洗乾淨，就可以丟入煮好的開水裡滾燙三到五分鐘，這有殺菌的作用。

然後可以用兩種方式食用。一是用果汁機打，當然可以加一點冷開水，你可以稍加過濾，不然有些年紀大的人要吞服那些渣會感覺比較困難。另外一種方式是用新式的榨汁機，把它切成一片一片然後用榨汁機榨，由於蓮藕本身的水分比較少，所以我常常建議加蘋果一起打，一方面增加水分汁液的量，另一方面又可以增添特殊的風味。當然我們也可以加杏仁霜，尤其氣管功能比較差的老公公、老婆婆，加了杏仁霜以後，有止咳化痰降逆的功效。

把藕折斷後拉扯，你會發現有一絲一絲絲狀的，像人體血管一樣，所以它對我們血管有相當好的作用，也因此我稱它為人類血管的清道夫，人類血管的通樂。我們有幾位老太太的案例，不論是腦血管發生病變、腦室有瘀血的血塊甚至耳朵中風，都是喝了三、四個月的蓮藕汁之後，病情就有明顯的改善。我到處推廣推銷的結果，導致蓮藕粉都缺貨。新鮮蓮藕可以榨汁，但受到生長期間的限制，有時候會出現貨源缺乏的現象，此時不妨用藕粉替代，不過效果一定比蓮藕汁差一點。

荷梗很少人拿來用藥，荷葉倒是非常好的藥材，因為又能上升，又能化瘀，是對中樞神經可以發生作用的一味非常理想的材料。汪昂先生的《醫方集解》裡有個方劑名叫清震湯，其中只有三味藥，第一味就是荷葉，另外兩味是升麻與蒼朮，我曾經提出很多非常漂亮的病例，因為它竟然是治療水腦症的首選方。現代醫學碰到車禍或是老人家較容易出現的中風，而出現水腦現象時，是透過引流的方式，如果引流到體外很容易感染，導致腦膜炎，如果引流在體腔裡又容易導致平衡感出現問題。我們用清震湯，到目前為止幾乎所有因車禍意外或者中風產生水腦症的病患，全部都獲得緩解。

早期有很多大藥廠並沒有生產這種科學中藥，蒼朮、升麻是早就有濃縮的科學中藥，可是早期並沒有荷葉，所以我就跟所有的藥廠交代吩咐請命，生產這種藥物對很多的病患可以說是一大福音。

荷花開了當然就會謝，與其讓它謝掉，現在經營荷花農園的人發現不如把荷花採集了曬乾，就是一道很好的荷花茶。它有清暑的作用，而且味道芳香甘美，對人體的腸胃消化系統也有很好的作用。

然後是蓮子，花開到花謝大約半個月的時間就結成蓮子，把上面褐色的皮去掉就呈現米黃色的蓮子，是一道高營養價位的食材。用蓮子燉紅棗來補充營養，其實也不亞於高價位的冬蟲夏草，所以蓮子也是普通家庭裡的補品。

蓮子挖出後的外殼叫做蓮蓬，就像浴室的蓮蓬頭，我在想當年發明蓮蓬頭的人，靈感可能就來自這裡。蓮蓬也是寶，很多人常常熬夜，喜歡吃烤炸的食物，小朋友很容易罹患的鼻衄，也就是流鼻血的症狀，還有老人家的睡眠障礙，我們用三、五個洗刷乾淨的蓮蓬煮水，吃著吃著症狀就改善了。

年紀大了，動脈血管硬化可能導致腦血管中風，影響到視神經眼睛會看不到，影響到聽神經耳朵會失聰，影響到記憶中樞會忘得一乾二淨。有個老奶奶中風以後聽神經受損，一邊耳朵聽不到，聽完我一場關於中風的演講後，老太太問像她的耳朵失聰怎麼辦，我就說妳要勤快一點每天喝蓮藕汁。兩三個月後，她很興奮的告訴我，她的耳朵聽得到了。

另有一位五十出頭的太太，因為情緒激動導致腦血管發生病變，我要她開始喝蓮藕汁，當然也配合吃中藥，大概前後四個月的時間，腦室的血塊就全部消失了。還有屏東一位蔡先生手臂因意外斷裂成三截，他不看西醫不看骨傷科的醫師，也不看中醫國術館，就這樣每天喝蓮藕汁，喝著喝著竟然手臂自動接回去了。蓮藕就是這麼厲害。

蓮子是高營養的食品，早期的小康之家可能會用白木耳跟蓮子一起燉，一方面補充膠質，一方面提供非常營養的成分。環境稍微好一點的就用當歸黃耆補血湯，再好一點的就用人參，到了帝王之家就用燕窩、冬蟲夏草。我個人已經再三聲明過了，像鮑魚燕窩這種高價位的食材，縱使經濟環境允許，我總覺得還是盡量不必使用這些高價位的食材。惠而不費的食材其實比比皆是，像台灣民間常見的四神湯裡的芡實，有健脾利濕的功效，生命力又超強，可以提供我們健康所需的一些成分。

我在很多場合都會介紹睡蓮科植物的好處，除了蓮以外，還有一味芡實，因為模樣像雞頭，所以又稱為雞頭實。台灣民間非常流行實用的四神湯，裡面睡蓮科就佔了兩味：芡實和蓮子，再加上薏苡仁，有的會加山藥，有的會用茯苓片，要不就加白果，有的拿來燉小腸、粉腸、豬肚、排骨、雞翅膀、雞腿，磨成粉之後也可以沖泡阿華田、好力克。我們年紀大的老公公、老婆婆，如果長期食用，可以說是惠而不費，腸胃功能調整好了，自然精氣神氣血不足、精神不振、容易疲勞等現象，都能獲得相當程度的改善。

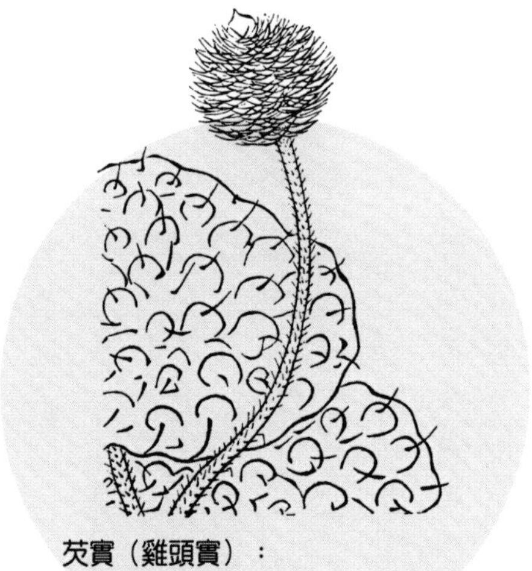

芡實（雞頭實）：
四神湯中用量最大的一味，也常用於燉補，可以促進食慾、改善體質。

3 防老抗衰養生訣

汪昂《醫方集解》「勿藥元詮」

我曾經在很多地方提到《本草備要》《湯頭歌訣》的作者汪昂先生（汪訒庵），在他的著作《醫方集解》最後有一篇文章叫做「勿藥元詮」，裡邊從《黃帝內經》一路介紹到如何調息。一呼一吸就是調息，他宣稱「調息一法，貫徹三教，大之可以入道，小用可以養生。」其中另有一段我們覺得與防老養生頗有相關，在這裡特別介紹給讀者。

髮宜多梳，面宜多擦，目宜常運，耳宜常彈（閉耳彈腦，名鳴天鼓），舌宜抵顎，齒宜數叩，津宜數嚥，濁宜常呵，背宜常暖，胸宜常護，腹宜常摩，穀道宜常撮，肢節宜常搖，足心宜常擦，皮膚宜常乾沐浴（即擦摩也），大小便宜閉口勿言。

「髮宜多梳，面宜多擦」，因為髮多梳可以刺激大腦皮質（人類最高指揮中樞），增強記憶力，延緩老化，降低癡呆、失智的發生；多擦面可以增加臉部毛細孔對外在氣候變化的適應力，增強抵抗力，減少風寒外感之機率，又能因按摩使皮膚皺紋減少，常保青春。眼睛要常運轉，要一直轉動，當然也可以配合在眉棱骨處多做按摩，所以「目宜常運」。「耳宜常彈」，把耳朵關閉（雙手按壓兩耳）然後彈一彈鳴天鼓，我們有臨床很好的醫案，常拉耳朵，中風的人可以獲得改善。

舌頭抵著顎，一方面可以增加唾液分泌而不致口乾舌燥，一方面能像武俠小說裡描述的打通任督二脈，促進血液循環及神經傳導，讓你增加一甲子的功力，達到延年益壽的效果，所以「舌宜抵顎」。上下牙要咚咚咚常叩，並建議最好叩三十六次，此謂「齒宜數叩」。「津宜數嚥」，口水要常常吞，口水被譽為金津玉液，台灣九二一大地震時有位中醫前輩遭掩埋超過七十二小時，就是靠按壓腳底正中央的湧泉穴生津而活命的。我們吐氣是髒的，呵就是把濁氣吐掉

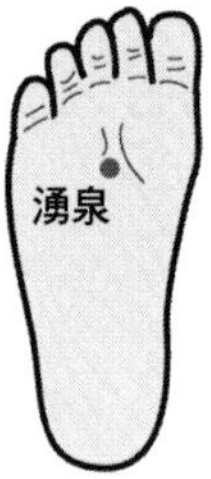

，所以「濁宜常呵」。

「背宜常暖」，背部要保持溫暖，不能讓它受涼；一旦衣服穿少了，背部肺俞、膏肓、風門這些穴位就會有涼颼颼的感覺，一沒注意就會哈啾打噴嚏，再不注意就開始發燒了。讀到這段時讓我聯想到，原來背心不外乎就是要讓你的背保持溫暖。胸部常要維護，中醫認為「胸為心肺之宮城」，盡可能不要抽菸，因為尼古丁會污染氣管，影響氧氣的供應，冷飲冰品也能免則免，以減少心肺功能受損的機率，所以「胸宜常護」。腹部要做按摩，肚臍從神闕開始到氣海、關元，我個人認為順時鐘按摩比較好，按摩會產生熱能，就影響腸子蠕動，腸子正常蠕動消化機能就會比較好，消化正常、排便正常、飲食正常，怎麼會生病呢？所以「腹宜常摩」。

「穀道宜常撮」，穀道就是肛門的意思，吹口哨時的嘴形就叫撮口，意思就是肛門要隨時提肛。

中部有一位鍾永祥老中醫師，他在介紹怎麼扎針

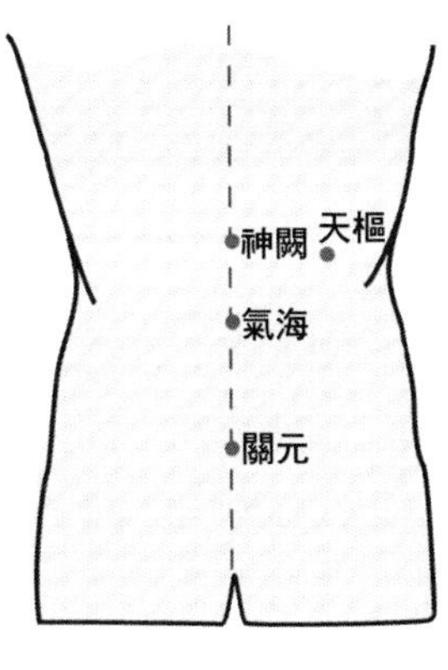

運針時就提到，下針時第一要閉氣，第二要提肛，這個提肛就是穀道宜常撮。要常常活動你的手腳，所以做抓手運動也可以，手腕一直運動也可以，甚至把每個關節拉一拉也可以，反正手腳常動，多做甩手踢腳的動作，退化就比較慢，所以「肢節宜常搖」。

「足心要常擦」，尤其是湧泉穴的地方要常按摩，有空就按摩按摩，據說會讓你長高，比那些所謂的轉大人宮廷秘方來得有效。「皮膚宜常乾沐浴」，意思說你不能一天到晚都溼漉漉的，常常要洗澡按摩擦拭。「大小便宜閉口勿言」，爸爸媽媽在幫小貝比解大便時會發出「唔！唔！」的聲音，一方面讓貝比集中注意力，一方面增加胸腹之間的上下橫膈膜氣化蠕動的力量，使廢物更容易排出；有些人喜歡在出恭時閱讀書報，因而轉移注意力影響排便，與閉口勿言的專注剛好背道而馳，不宜也。

這「十六事宜」雖然看似簡單，要持之以恆實在很難，很多人會給自己的偷懶找藉口理由。所以其實養生之道無他，最重要的秘訣就是一定要持之以恆，要有恆心毅力耐性，這樣子保證你的身體永保安康，延緩衰老。

立夫先生養生四十八字真訣

一般人的觀念認為，尿床很嚴重的人是膀胱無力、膀胱虛寒，在鄉下的習慣，老阿嬤就會交代用龍眼乾和糯米一起燉，對膀胱虛寒就有很大的功效。但是我個人持保留態度，我在臨床上發現很多反而是跟壓力有關。陳立夫老先生在他的養生書裡特別強調，他尿床尿到二十三歲，我也曾經看過已經到結婚年齡還在尿床的。不過立夫先生養生有道，後來也逐漸讓身體有抵抗力，竟然活到一百零三歲才往生。

在他的健康小手冊裡提到，他的保養之道，就是四十八字養生真訣：

養身在動，養心在靜；飲食有節，起居有時；物熟始食，水沸始飲；多食果菜，少食肉類；頭部宜冷，足部宜暖；知足常樂，無求常安。

「養身在動」。中國人有一句話「活著就是要動」，動了以後五臟六腑、經絡循行也好，都呈現在活潑的狀態下，當然精氣神就會處於一個亢奮旺盛的境界，身體每個細胞都很活潑的話，就會感覺到很有生氣、很有動力。

「養心在靜」。我們在很多場合都介紹過，這個「心」大部分都指大腦中樞神經，譬如說你要小心，做事要很小心，這個小心是要謹慎細心的意思。靜，就不會胡思亂想，中國人有一句成語叫做「心無旁騖」，就是很專注的意思，靜的話思考就會集中。

「飲食有節」。飲食要定時定量，尤其年紀大的人，所謂「少年戒之在鬥，中年戒之在色，老年戒之在得」，得的意思就是貪圖財產、金錢物質這些東西，就像《黃帝內經》開宗明義說恬淡無慮，就不會有太高的慾望，這個「得」還包括年紀大的人貪口腹之慾。有一個從澳洲來的聽奧運動會運動員，因為水土不服，生活緊張、節奏緊湊，造成腸胃不舒服三天沒有正常排便，吃了奇異果以後排便就正常了，因為奇異果裡有很多纖維質、碳水化合物，它會促進腸子蠕動，而改善大便的狀況。

所以時間到了肚子就會呈現飢餓的狀態，此時進食就會感覺到所有食物都是很甘美的，這是告訴我們飲食要定時。其次是飲食要定量，腸胃的容量是固定的，如果你勉強把它撐起來，對我們的消化功能是只有害處沒有好處，尤其年紀大了動脈血管壁比較脆弱、硬化，萬一撐到器官爆裂，就容易引起腹膜發炎，危及生命。所以一定要定時定量，即便是膏粱厚味，也要有節制。

「起居有時」。除了飲食要定時定量，作息也是一樣，今天兩三點上床，明天一兩點睡覺，這樣子擾亂生理時鐘，對健康有很大的害處。就像我一再強調的不要晚睡，十一點子時是肝膽的時間，同時也是骨髓造血的時間。

「物熟始食」。立夫先生特別交代說所有食物一定要煮熟了才可以吃。現代很多養生觀念往往我沒有辦法接受的道理就在這裡，我對我的病者都提到，人類一開始就是生食的，自從伏羲氏發明了火以後，慢慢的才從生食進步到熟食的階段，現在你要回歸幾千年前原始人的生活模式，我實在不能接受，有人吃牛排竟然吃三分熟，幾乎還是血淋淋的，先民茹毛飲血不是三分熟嗎？所以我說第一個不吃這種牛排。第二是沙拉之類生的食物，洗得縱使再乾淨，上面難免還附著細菌，腸胃功能抵抗力弱的，就容易造成細菌病毒的感染而引發腸胃的狀況，豈不是適得其反。食用生食所標榜的是可以保留營養物質，但如果因小失大，豈非得不償失？

「水沸始飲」。現在很多的礦泉水到底是不是真的無菌？在國外很多場所標榜說他的自來水可以生飲，可是台灣地區從開始醞釀一直到今天為止，可能多達五十個年頭的歷史，始終沒有人敢生飲自來水。水一定要煮開，用高溫殺掉裡面很多細菌病毒，喝得才安心。

「多食果菜」。立夫先生一向鼓勵所有人要吃蔬菜水果，因為蔬菜水果的脂肪、蛋白質含量比較少，尤其動物性的蛋白質更不可能有。一般蔬菜水果縱使有植物性脂肪、蛋白質，含量比動物性相對少得多，所以要多吃蔬菜水果。

「少食肉類」。這種觀點跟我們早期提到過的一位一百零一歲的老中醫姜通先生相契合，他標榜自己幾乎不吃紅肉，這個紅肉就包括牛肉、豬肉，每天喝六大杯的牛奶，想必與他的長壽有很大的關係。

「頭部宜冷」。睡覺時他說你的頭要冷，意思是墊的枕頭不要用海綿、保麗龍等材質，所以為什麼很多健康枕頭有茶葉、有綠豆殼、有蠶寶寶排泄的蠶砂，還有用柚子葉子的，等等，甚至有的人也用藥材包括荊芥、薄荷這些有揮發精油的材質。最貴重的是玉石，很多帝王與王公貴族都在用，至今仍能見到如意枕頭；其次是高貴陶瓷，在故宮的廣東古越王墓有展示；也有選擇材質好的木頭枕如檀香木，種類繁多。我多年來使用的就是木頭枕，重達十餘斤，很是厚實，安穩又舒適，是一位學生所贈，墊了以後頭比較不會有熱熱的反應。老祖宗也曾經觀察到，墊了枕頭讓頭部有熱熱的現象比較會做惡夢。當然另外也有人提到，所謂頭部宜冷的意思就是不要胡思亂想，冷靜的意思。

「足部宜暖」。一般身體呈現比較虛寒性體質的人，最能夠體悟足部宜暖這句話，腳不會暖和的話，常常睡兩三個鐘頭，翻來覆去始終無法入眠。因此有人如此建議：就寢前用熱水泡腳，擦乾後立刻就寢，很快就能夠入眠。因為足部泡暖和了，腦部充血的現象很快會往下發展，讓腦部不要呈現充血亢奮現象的話，睡眠狀況就會獲得改善。

「知足常樂」。生活三餐溫飽，讓一切生理狀況都很健康無病無痛。《內經・素問》的「上古天真論」有云：「上古聖人之教下也：恬淡虛無，真氣從之；精神內守，病安從來?是以志閒而少欲，心安而不懼，形勞而不倦。氣從以順，各從其欲，皆得所願……是以嗜欲不能勞其目，淫邪不能惑其心。」與佛教經典《心經》所說的「故心無罣礙，無罣礙故無有恐怖，遠離顛倒夢想」和《金剛經》的「應無所住而生其心」境界相同。

「無求常安」。所謂「慾海難填」，明知食衣住行育樂有限，人類卻費盡心機追求物外的享受。我個人一輩子謹記先賢所說的兩句話：「良田萬頃不過日食三餐，廣廈千間不過夜眠六尺。」有些人買名牌包，動輒一只數十萬，我則一塊錢買個塑膠袋，照樣可以裝物品，還不用擔心歹徒覬覦。事實上老祖宗早就提到了「無求品至高」，與另一句「無欲則剛」可以互相呼應，沒有任何強烈需求的慾望，就可以表現出不卑不亢的品味個性。

立夫先生的養生真言雖然只有短短四十八字，裡面蘊含的意義是非常深遠的。

綺石老人《理虛元鑑》

在我們抗衰老的內容裡面，除了跟大家提到《內經・上古天真論》，《醫方集解》裡的「勿藥元詮」、陳立夫先生的四十八字真訣之外，另外清朝有一位綺石先生，一般我們稱他為綺石老人，他寫了一本書叫做《理虛元鑑》，我覺得內容非常珍貴，提供大家分享。

他認為一個人的衰老往往是跟三個器官呼應的，第一個就是肺，第二個就是脾，第三個就是腎。《理虛元鑑》開宗明義就講到，「肺為五臟之華蓋」，在針灸系統有個華蓋穴，甚至有一個處方名叫華蓋散，意思就是照顧肺臟。然後是「脾為百骸之母」，意思就是脾胃系統提供我們的營養供應，人體得到這些營養物質供應以後，全身的器官各部機能才能正常運作，就像種植物花卉灌溉一樣，一切生理狀況就會呈現非常理想的狀態。接著又說「腎為一身之根」，肺屬金，腎屬水，金行清化，水自流長，乃合金水於一致。唯三藏之既治，而水升火降，自復其常。《難經》第十四難中更提到脈學中的尺脈說：「人之有尺，譬如樹之有根。脈有根本，人有元氣，故不死，則以尺為主也。」而兩尺脈皆屬於腎。他說了解這三個道理的話，就可以掌握抗衰老的原則。

一般傳統醫學講究所謂的八綱辨證，從兩個大的陰陽總綱，再細分表裡寒熱虛實。稱八綱其實是有語病的，一般要講兩個總綱陰與陽：表是陽，裡是陰；熱就是陽，寒就是陰；實就是陽，虛就是陰，但是有陽實也有陰實。這本書裡面講，陽虛的話要從脾這個系統掌握，他最推崇的就是建中湯，當然還有小建中湯、大建中湯、黃耆建中湯，以及後代發展出來的歸耆建中湯。建中湯有高營養價位的麥芽糖在裡面，老祖宗說年紀大的人要「含飴弄孫」，飴就是麥芽糖，是高營養的食材。

陽虛要從腸胃消化系統掌握，陰虛的人就要從呼吸系統——也就是肺——掌握。理虛有三本：肺、脾、腎；而三本之中又有二統，統之於肺脾而已。凡陽虛為本者，其治之有統，統之於脾也。陰虛為本者，其治之有統，統之於肺也。就陽虛成勞之統於脾者言之有三種，一曰奪精，二曰奪火，三曰奪氣。就陰虛成勞之統於肺者言之，約有數種：一曰勞嗽，二曰吐血，三曰骨蒸（接近現代醫學所稱之肺結核）。

他也提到為什麼會衰老呢？有六個不同的原因：一為先天之因，二為後天之因，三為痘疹及病後之因，四為外感之因，五為境遇之因，六為醫藥之因，其中最主要的當然是先天與後天之因。

先天之因更詳細的說，如果精卵結合之初父母已衰老，或色慾過度或妊娠失調，以致精血不旺，子女出生時體質便較虛弱；由於根柢先有虧損，所以到二十歲左右「易成勞怯」，或行遲語慢，或寫字手抖，或喉中多痰，或胸中氣滯，或頭搖目瞬，或腰痠腳軟，這些都是先天不足，宜調和於未病之先。所以我們的先天一定要培養父系、母系都健康，這樣受精卵才會健康。

其次是後天之因。後天的發展會受到很多的影響，從出生嬰兒容易發生急驚風、慢脾風，在嬰兒期出現五遲的症狀：頭髮和牙齒長得慢、走路慢、說話慢、成長發展遲緩。長大讀書不會發聲音，寫字手會顫抖，喉嚨痰多，胸口老是悶悶的，會頭暈，眼睛模糊，會腰痠，會腳軟，這些都是先天遺傳基因不良造成的。當然我們就要用一些藥物或是養生的方法，防患於未然。

有些人都三、四點才睡覺，人是血肉之軀，不是金剛不壞之身，過度疲勞勞神傷心，或愛生氣，難免因為接觸的事物很繁雜，尤其現代的人從人際關係開始到工作內容很難避免會碰到煩心的事，所以鬱卒、鬱怒就會傷肝。肝是我們最忠實的朋友，無怨無悔的幫我們做工，做到沒有任何狀況都還好，有的做到整個肝本身壞死，或者是憂愁傷肺，就會影響到呼吸氣體交換的功能。

在《黃帝內經》時代說，肺主宣，要宣肺，就是讓肺氣可以跟外界大自然環境進行氣體交換。肺主清肅，意思是呼吸要經過肺葉的過濾，如果受到外感，呼吸就會變得急促、氣管有痰飲等等現象。我們臨床上時常提到思慮傷心脾，所以有幾個方是常被選用的，像歸脾湯就是專門調整思慮過度的；另外也有天王補心丹，因為裡面有天門冬、麥門冬、生地黃、熟地黃，這些藥物本身比較黏膩，對腸胃消化系統就會有一些影響。因為脾是管營養的吸收、分配、輸送，一旦這種健運失常的話，後天的功能就會受影響，一旦營養供應失調，腎的功能也會受到波及。所以我們的後天腸胃消化系統會影響到先天。

至於早期的痘疹、痲疹，以及所謂的重病以後的變化，都會影響我們的內臟，肝、心、脾、肺、腎都會受到影響，重者招致生命結束，輕則產生終生纏綿不斷的疾病。這就是痘疹及病後之因。老祖宗早在千百年前就深諳出過痲疹痘疹有終生免疫功能，若沒有養護好就會帶來一輩子的痼疾。

第四是外感之因，一般風寒外感幾乎很難避免的，尤其我們提到過二十四個節氣裡面，有立春、立夏、立秋、立冬，這個叫做四立，另外也有春分、夏至、秋分、冬至，我們稱四分或者稱四至也可以，實際上就是二分二至。這八個節氣，由於季節的變化，有些人沒有辦法適應季節交替的變化，而觸冒了風、暑、溼、燥、寒、火，一般我們稱做外感病。外感病不止中於風邪或者中於寒邪，曾經有學員問，如果是熱感冒，要用什麼方治療？我當時就告訴他，你的熱感冒譬如說中暑稱它熱感冒也未嘗不可，不過他所說的熱感冒是指吃了熱的食飲，溫度比較高如喝熱湯、吃烤炸食物，而引起皮膚產生過敏反應，我說這不能稱為熱感冒，只能稱它過敏反應。

綺石老人提到的第五個原因為境遇之因，有「孤臣泣血、孽子椎心」，像岳飛的〈滿江紅〉、文天祥的〈正氣歌〉，在字裡行間可以感受到孤臣孽子的悲憤情懷；有流落他鄉之人的異鄉之悲，有閨中婦人的陌頭之怨；或因富貴而驕傲放蕩，或因貧賤而窘迫難堪。這些都能亂人心志、傷人氣血。近日來我也連續診治了好幾起燒炭自殺或罹患嚴重憂鬱症的病者，頗有所感。

怎麼處理呢，他說「宜罕譬曲喻」，也就是曉之以老祖宗常說的「留得青山在，不怕沒柴燒」和「東山再起」，或是我們耳熟能詳的「失敗為成功之母」之類的話語勉之勵之。然後「蕩佚者惕之以生死，偏僻者正之以道義，執著者引之以灑脫，貧困者加之以施濟」，這才是仁人君子所當為。

最後一個是醫藥之因，有的是沒病卻吃藥吃出病來，我常稱之為「人造病」，也常說吃錯藥比不吃藥還糟，道理在此。或有本非感冒者卻重用發散之劑，或稍有消化不良之類的就妄用削伐之方（比如用大黃之類的承氣湯），或並沒有裡熱的症狀而一概用苦寒藥（如承氣湯或白虎湯內的石膏、知母之類），或弱體之人受風邪入侵，未經宣發，卻因病者看起來倦怠虛弱，而漫用固表滋裡之劑，搞得「邪日膠固，永不得解」。

凡是這些會使輕病變重病、假病變真病的，綺石老人最後特別強調，「可不慎哉！可不戒哉！」

會導致提早虛勞、提早衰老的，對人體一定會產生不良的後遺症，所以綺石老人在《理虛元鑑》裡又特別強調要「知預、知節、知防、知護、知候、知養、知守、知禁、知難」，以下分別就前五項略做說明。

首先要「知預」，有任何狀況就趕緊在病變還沒有發生之前，看它有什麼樣的徵兆，是因為什麼原因而引發這種病變，隨時掌握；否則就會像《內經》所講的「渴而穿井，鬥而鑄兵」，補救都來不及了。

第二要「知節」，我們曾經提過「少年戒之在鬥，中年戒之在色，老年戒之在得」，應該就很符合綺石老人所說的這段話。此外，如果按照人的性情發展來掌握，「泄而不收」的，就要在飲食上「節嗜欲以養精」；「滯而不化」的，就要「節煩惱以養神」；如果是「激而不平」，就是忿忿不平的，就要「節憤怒而養肝」；「躁而不靜」的，就要「節辛勤於養力」；那麼「瑣碎而不坦然者」，瑣瑣碎碎的事情都要煩惱的，眷顧而難以解脫的，就要「節思慮於養心，節悲哀於養肺」。這些就是「知節」的重點，意思就是要能夠自我克制，自我醒悟。

綺石老人提到要預也要防，預與防事實上還是有出入的。預與防、咳與嗽、嘔與吐都有所不同，預所耗費的人力代價比較輕，防則需要花比較大的人力物力。要「知防」，意思是病治療了以後應該預防不再發作，所以春天要防風邪，夏天要防暑邪，又要防因暑取涼，現代科技發達家家戶戶都裝設冷氣，更用冰箱製作一些冰品，結果就造成所謂的寒證，長夏要防溼，秋天要防燥，冬天要防寒。更要防非節之暖，譬如冬天出現三十度的溫度，夏天六月媒體曾經報導過竟然下雪，這都是不正常的氣候變化。唐朝孫思邈先生的《千金要方》，開宗明義的「大醫精誠論」就提到要了解五運六氣的變化，道理就在這裡。

接著他說要「知護」，因為春夏秋冬的氣候隨時在變化，當背部感到涼颼颼的時候，下一個反應就是開始打噴嚏；也就是說風邪是從肺俞、風門、膏肓侵入的。再下一個反應，如果回家後沒有馬上沖熱水澡，或是吃桂枝湯、葛根湯、紅糖薑湯、蔥豉湯，可能到了下半夜就會開始發燒。在季節交替時很容易引起過敏反應，所以出門不妨多帶一件背心或夾克，可以預防風邪、寒邪的入侵。飲食定時定量也很重要，隨時都在大吃大喝的話，腸胃的負擔一定會受到嚴重的影響。

除了知道如何防護，還要「知候」。二十四個節氣裡的每一個節氣都有跟內臟相結合的關係，像春天木盛火生，夏天溼熱大行，夏秋之交，伏火灼金，如果在這三個重大的節令變化時不容易引起外感病變，不會產生咳嗽，表示你的肺功能正常。心肺是我們跟外界進行氣體交換以維持生命活動力最重要的兩個單位，心臟動力強壯，就能把血液充分輸送給肺臟進行人體的小循環；肺中的含量充沛的話，人體的各部機能得以正常運作，應該能較輕易達到延年益壽的目的。

綺石老人的這些見解，我覺得對我們的抗衰防老有很好的警示作用，所以提出來與讀者分享。

藥王爺的千年養生訣

後世尊為藥王爺的唐朝孫思邈先生，有三部膾炙人口的著作。其一為《千金要方》，他說人命至重、貴如千金，他是個真正女權至上的人，在這本書中把女性、婦女擺在第一章。現代許多政治人物或學者專家嘴巴講的是男女平權、男女平等，實際上還是像鄰近國家仍把女性列為附屬品般，孫思邈早在一千多前就認為，只有優質女性才能孕育優秀的民族幼苗及國家未來的主人翁，這種胸襟與眼識，豈是當今某些政界人物所能望其項背者也。

其二是《千金翼方》，孫思邈之所以被尊稱為藥王爺，不僅因為他熟諳藥物之採收時節是否道地，藥物屬性、用藥處方與主治功效如何，尤其重視食餌、藥餌，以洋洋灑灑百萬言之巨著，用一己之力為中國醫藥學做出偉大的貢獻。其三則是寫下了全世界第一本眼科專書《銀海精微》，至今所提供的治療眼疾之理法方藥，仍為眼科專業所引用而效如桴鼓。

有關防老抗衰方面，藥王爺在《千金要方》卷二十七，從養性序第一、道林養性第二，談到居處、按摩、調氣服食、黃帝雜忌、房中補益等；在《千金翼方》卷十二亦敘及養性禁忌、養性服餌、養老大例、養老食療，卷十四談養性，卷十五敘虛損論，其中頗有足供參考價值者。

孫思邈先生的見解雖時隔千載，但養生之道萬變不離其宗，尤其上古之人恬淡無虛，所留下的心血結晶更是彌足珍貴。以下摘錄部分，並於必要處加註白話，供讀者諸君做為防老抗衰的小訣竅。

《備急千金要方》養性序第一：

「嵇康曰：養生有五難，名利不去為一難」，人生在世最難逃脫名韁利鎖，為了名利導致身形疲憊，有違養生之道也。「喜怒不除為二難」，只要是人，難免會有情緒波動，波濤洶湧的心理變化會影響生理的不平衡。「聲色不去為三難」，連孔老夫子孔聖人都會說「食色性也」，更說「吾未見好德如好色者也」，美色當前要如柳下惠般不為所動，實為難也。「滋味不絕為四難」，貪口腹之慾幾乎是人人所冀求，膏粱厚味增加腸胃消化系統的負擔，要想健康長壽也難，因為脾胃為後天之本也。「神慮精散為五難」，每天都在為枝微末節的大小事務殫精竭慮，勞心勞神，豈能壽享遐齡耶!?

「養性之士，唾不至遠，行不疾走，耳不極聽，目不極視，坐不久處，立不至疲，臥不至懻。先寒而衣，先熱而解。不欲極飢而食，食不可過飽。不欲極渴而飲，飲不欲過多。不欲啖生冷，不欲飲酒當風，不欲數數沐浴，不欲廣志遠願，不欲規造異巧。冬不欲極溫，夏不欲窮涼。不欲露臥星月，不欲眠中用扇，大寒大熱、大風大霧皆不得冒之。五味不欲偏多，故酸多則傷脾，苦多則傷肺，辛多則傷肝，鹹多則傷心，甘多則傷腎，此五味克五臟五行，自然之理也。凡言傷者，亦不即覺也，謂久則損壽耳。……是以至人消未起之患，治未病之疾。」

《備急千金要方》道林養性第二：

「養性之道，常欲小勞，但莫大疲及強所不能堪耳。……養性之道，莫久行久立，久坐久臥，久視久聽。蓋以久視傷血，久臥傷氣，久立傷骨，久坐傷肉，久行傷筋也。……故善攝生者，常少思少念，少欲少事，少語少笑，少愁少樂，少喜少怒，少好少惡，行此十二少者，養性之都契也。多思則神殆，多念則志散，多欲則志昏，多事則形勞，多語則氣乏，多笑則臟傷，多愁則心懾，多樂則意溢，多喜則忘錯昏亂，多怒則百脈不定，多好則專迷不理（玩物喪志），多惡則憔悴無歡。此十二多不除，則營衛失度，血氣妄行，喪生之本也。……若夫人之所以多病，當由不能養性。」

《千金翼方》養性禁忌第一：

「老子曰：……食畢摩腹能除百病。熱食傷骨，冷食傷肺。熱無灼唇，冷無冰齒。食畢行步踟躕則長生（飯後百步走，能活九十九）。……大醉神散越，大樂氣飛揚，大愁氣不通。久坐傷筋，久立傷骨。……用精令人氣乏，多睡令人目盲，多唾令人心煩，貪美食令人泄痢。」

《千金翼方》養老大例第三：

「論曰：人年五十以去（年過五十），皆大便不利，或常苦下痢，有斯二疾，常須預防。若秘澀，則宜數食葵菜等冷滑之物。如其下痢，宜與薑韭溫熱之菜。所以老人於四時之中，常宜溫食，不得輕之。……故養老之要，耳無妄聽，口無妄言，心無妄念，此皆有益老人也。」

「夫善養老者，非其書勿讀，非其聲勿聽，非其務勿行（是非皆因強出頭），非其食勿食。非其食者，所謂豬豚雞魚蒜膾生肉生菜白酒大酢（醋）大咸（鹹）也，常學淡食。……常宜輕清甜淡之物。……人凡常不飢不飽不寒不熱，善。行住坐臥言談語笑寢食造次之間能行不妄失者，則可延年益壽矣。」

《千金翼方》養老食療第四：

「論曰：衛汜稱扁鵲云：安身之本必須於食。救疾之首，惟在於藥。不知食宜者，不足以全生；不明藥性者，不能以除病。故食能排邪而安臟腑，藥能恬神養性以資四氣。故為人子者，不可不知此二事。是故君父有疾，期先命食以療之。食療不愈，然後命藥。故孝子須深知食藥二性。

「論曰：人子養老之道，雖有水陸百品珍饈，每食必忌於雜，雜則五味相撓。食之不已，為人作患。是以食敢鮮肴，務令簡少。飲食當令節儉。若貪味傷多，老人腸胃皮薄，多則不消。彭亨短氣，必致霍亂。夏至以後，秋分以前，勿進肥羹，酥酒酪等，則無他矣。夫老人所以多疾者，皆由少時春夏取涼過多，飲食太冷，故其魚膾、生菜、生肉、腥冷物多損於人，宜常斷之。惟乳酪酥蜜，常宜溫而食之。此大利益老年。雖然，卒多食之，亦令人腹脹泄痢。漸漸食之。

「論曰：非但老人須知服食將息節度，極須知調身按摩，搖動肢節，導引行氣。行氣之道，禮拜一日勿住。不得安於其處以致壅滯。故流水不腐，戶樞不蠹，義在斯矣。能知此者，可得一二百年。故曰：安者非安，能安在於慮亡。樂者非樂，能樂在於慮殃。所以老人不得殺生取肉以自養也。」

第二篇 抗老

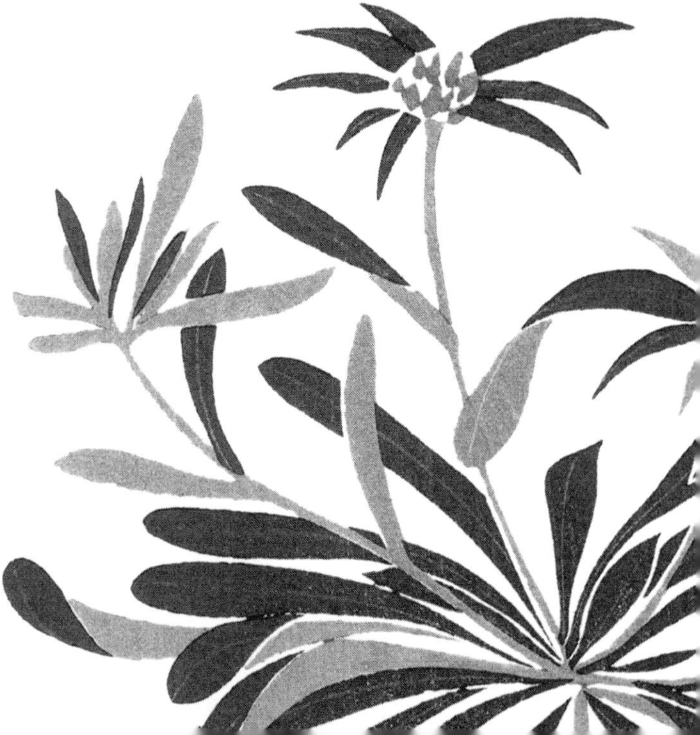

4 長春：老仍俏

報上報導一位長壽的老伯伯活到一百零四歲，他說他的長壽秘訣就是作息規律、多運動、不挑食，還有很愛吃苦瓜。老爺爺他說三餐只要吃得飽吃得清淡，所有食物幾乎都是水煮的，這樣子就不會有膏粱厚味太油膩的飲食，加上規律的作息，多運動不挑食。他每天都去逛菜市場，也常常拄著枴杖去串門子，幾乎很少人知道他已經一百零四歲。

作息規律多運動

講到這位老人家，不免又要提到我們中醫界的長壽老翁姜老醫師。除了不吃飯、每天喝六大杯的牛奶，所以腸胃負擔比較輕，重點是他也做適當柔軟的運動，他有所謂古代傳下來的八段錦、五禽掌、太極拳，這些我不是專家，也沒有什麼研究，只能夠點到為止。

運動的好處還有下面這個案例可以佐證。有一位住在溫州街的大學教授，因為骨質疏鬆所以有一點傴僂，也就是一般所稱的駝背，想用現代醫學的外科手術矯正骨頭脊椎，又擔心其風險。老教授有一天想到，不妨用走路來達到養生保健、健康長壽的目的，他從台大沿著新生南路一路一直走到陽明山，來回最保守估計要五、六個鐘頭，他從清晨開始走，接近午餐的時間回來。經過最保守聽說有將近十年以上的運動，連颱風季節都沒有中斷，奇蹟也就因此出現了。據說他的彎腰駝背經過這些年的鍛鍊，竟然腰桿就挺直了。

見賢思齊，是不是我們也可以比照這位老教授健康養生的方法。對尚未邁入老年階段的人，這個例子可以給他一個很好的啟示，讓他懂得生命健康的重要性；已經加入銀髮族，甚至各部器官都已經出現狀況的，這個例子也可以提供他如何延緩老化，減低身體生理各部機能衰退的速度。

接下來，我們要進入老化的議題，從頭到腳、由外至內一路談下去。

禿髮與白髮

我們先從外觀觀察，第一眼就會看出有人童山濯濯。禿頭有一部分受到遺傳基因的影響，譬如說祖父、父親那一輩都有這樣子的現象，後代子孫不掉髮的可能就比較少。中醫說「髮為血之餘」，意思就是告訴我們，掉髮跟你的營養吸收供應有很大的關係。此外又涉及臟腑器官聯繫的問題，五臟裡的腎是管骨髓的，所以《內經》就提到「腎主骨，其華在髮」，腎管骨髓，骨髓又是管造血的，就跟髮為血之餘有連帶的關係。所以如果腎氣不足，難免就影響到造血的機能，血液不能充分供應到大腦，就導致頭髮掉光了。

對這種掉髮的人，我們就考慮從心、從腎兩個系統處理。心是管血液的，除了強心補血的藥，另一方面我們給他補腎氣的方藥，譬如有一個方叫做還少丹，就是還我青春少年的意思。還少丹是建立在六味地黃丸基礎上發展出來的一個處方（六味地黃丸則是宋朝小兒科聖手錢乙先生從張仲景《金匱要略》的腎氣丸變化而來的），保留了熟地黃、懷山藥、山茱萸和白茯苓四味藥，去掉澤瀉、牡丹皮、附子與桂枝四味藥，加懷牛膝、枸杞子、杜仲、遠志、五味子、楮實子、小茴香、巴戟天、肉蓯蓉和石菖蒲等藥，再加棗肉蜜丸。要用鹽湯或酒吞服。此方可治脾腎虛寒、血氣羸弱、不思飲食、發熱盜汗、遺精白濁、肢體瘦弱、牙齒浮痛等症。因為腎為先天之本，脾為後天之本，先天後天都照顧到，就能還我少年也。

另外，許多人不喜歡滿頭白髮，還有少年白的問題。大家都知道我推廣生吞黑豆的運動，建議早上起床刷牙後，把七七四十九粒黑皮綠肉的青仁黑豆洗乾淨後，倒一杯淡淡的鹽開水，搭配黑豆吞服，可以解毒明目補肝腎，還能讓頭髮烏黑亮麗。附帶一提，因為現在各種的環境污染、飲食水的污染、食物農藥的污染，甚至加工品的人工甘味的污染，都會沉澱在我們體內，需要藉助肝臟的解毒功能加以排除，而黑豆除了能夠明目解毒之外，又可以補肝腎，因為黑的皮能夠入腎，色青的仁可以入肝。所以大家不要小看黑豆，小小顆粒往往就能夠立大功。

有一位我去他們學校介紹過吞黑豆的曾姓國中小男生，因為少年白這種外在的觀感不佳，讓他感覺心裡很沉重。他說不管它是多少粒，每天就用手這麼抓一把，可能超過百粒，把黑豆洗乾淨以後就吞下去了。多年後我又有機會再到中部去給他們上課，他碰到我以後激動的抓著我的手要我看他的頭髮，說他所有的白髮都不見了，然後還說了一句話：「我老媽感激你感激得不得了。」

不只這樣，他還每天依照我介紹過的老教授健步走路的方式運動，連原本彎腰駝背的腰桿都挺了起來。我說這還是要靠你自己的恆心毅力，持之以恆，有的人吞了一個星期就不吞了，這樣要達到功效是不可能的。

我們有個案例，一位大化學工廠的資深副總經理，最保守有三十年抽煙的歷史，一般我們稱它為老煙槍，導致頭髮造成黑色素減少，白色素增加。因為抽煙也就導致他氣管功能非常不好，根據我們中醫的理論，肺主皮毛，皮膚毛細孔是肺功能管轄的，也因此出現了多達二十多年的咳嗽，看過中西醫都沒有用。我們用了清燥救肺湯，裡邊有增加補充血液的阿膠，有養胃的石斛、枇杷葉，結果不但咳嗽好了，本來滿頭銀絲也變成灰黑色。

頭髮漂染是另一個值得重視的問題，大家已經從媒體看到它會有很大的副作用，第一會影響皮膚的功能，嚴重的甚至可能導致皮膚癌症；第二會透過皮下的血管滲透而影響膀胱泌尿系統。媒體還報導過某位名嘴染髮後，確定罹患了膀胱泌尿系統腫瘤的病變。所以在這裡還是要呼籲社會大眾，能夠不要漂染，健康比較有保障。

早在《內經》時代，〈素問〉的第一章「上古天真論」就提到說女性以七為週期，男性以八為週期。它說男性「六八陽氣衰竭於上，面焦」，就是沒有光澤的意思，「髮鬢頒白」，頒就是半的意思；也就是說六八四十八歲男性的頭髮就開始出現白髮。女性是以七為週期，它說「五七陽明脈衰，面始焦，髮始墮」，頭髮就開始掉了；「六七三陽脈衰於上，面皆焦，髮始白」，意思是說女生白髮比男生白髮早了六個年頭。所以《內經》告訴我們，不管男女都一樣，到四十幾歲頭髮就開始出現頒白。

我曾經在眾多文獻中尋尋覓覓相當長的一段時間，發現有幾味藥材對髮質的改善有很好的效果，而且也經過某家藥廠做研究實驗，成品都出來了。但由於負責這項工作的專家離開了這家藥廠，使得本來應該是可以量產上市的，結果因此功敗垂成。我用側柏葉、核桃殼、石榴皮，最後還有一味關鍵的藥物，就是菊科屬植物的旱蓮草，如果你折斷它的葉子，分泌出來的汁液顏色比墨還要黑，所以一般在臨床上開立處方時會寫成墨旱蓮。以中醫的理論而言，白髮就必須用黑色汁液的藥物食材來對應。

除了墨旱蓮，尚有芝麻、何首烏、紫草、茜草，還包括雞血藤。前面提到髮為血之餘，雞血藤顧名思義就有補血的作用，可以跟旱蓮草和阿膠合用。阿膠是一種動物的皮熬煮製作而成的，對血色素、紅血球、血小板的生成製造有相當驚人的效果，看過我的書的人，應該對這些染髮成分非常熟悉。

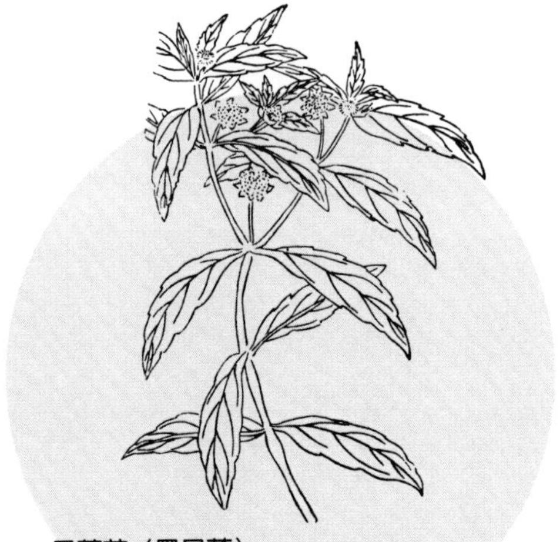

旱蓮草（墨旱蓮）：
菊科植物，汁液為黑色，混合調劑成液態或膏狀，用梳或篦沾著梳頭可以改善白髮。

臉上皺紋

至於臉上的皺紋、額頭的皺紋，和營養供應有絕對的關係。身體出現消瘦的現象，皮膚勢必受到影響而鬆弛，自然而然的縐紋就一定會呈現出來。這也就告訴我們，要讓臉部皮膚顯現豐腴、光澤，必須有足夠的營養供給，所以一旦出現皺紋，就必須用健脾補氣的藥物或食療。人體的肌肉皮膚一定要靠氣的襯托，像藥物學名著《本草備要》的第一味藥，叫做黃耆，它是豆科植物，除了有「溫分肉，實腠理」的功效，另外特別強調它可以「排膿內托」，是癰瘡聖藥。內托就是氣不夠的時候，就可以藉助黃耆、人參、黨參這些補氣的藥，讓它能夠襯托，皮膚的皺紋自然而然就會消失。

基本上健運脾胃的系統，有四君子湯、五味異功散、六君子湯、七味白朮散、參苓白朮散、香砂六君子湯，我們稱這一系列脾胃系統的用藥叫做四五六七。我在很多著作裡都一再提到這些方劑。補氣的藥有黃耆、人參、黨參，健脾的藥有四五六七等，可以讓營養供應恢復正常運作的效果。

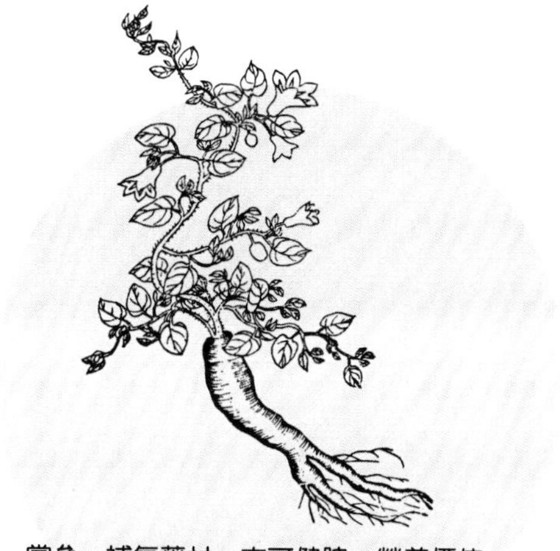

黨參：補氣藥材，亦可健脾，營養價值高，尤其是對腸胃消化系統，並間接改善肌肉皮膚。

有很多過夜生活的人，如前所述，過了我們骨髓造血的十一點子時，就會影響到先天，而先天更會影響到後天，也就是脾胃消化系統。後天的功能受到影響，不僅會出現一系列的老化現象，很多人還有眼皮鬆弛的情形。上下眼皮是屬於脾胃消化系統管轄的，有人年紀一大，上眼皮肌肉組織鬆弛了，就會往下掉，要他睜開眼，好像滿費力的感覺。

比較常見，大多數人也較關心的是下眼皮的眼袋鬆弛，依現代醫學的處理方式，往往要透過整型美容，如果是因為脂肪沉澱引起的就抽脂，如果有其他的因素，往往就透過外科手術的方式。我們傳統醫學的處理方式，是不用冒著有後遺症副作用外科手術的方式，只要用健脾補氣的方式，再加上活血化瘀的藥物，就能夠達到消除眼袋的功效。健脾的藥我們已經介紹過，你就用四五六七一系列處方來找尋適當的方劑，除此之外，山藥、黨參這些都是健脾的。肌肉鬆弛，我們就用增加彈性的藥物，譬如鉤藤、秦艽、葛根，這些都能增加肌肉組織的彈性。

另外，因為眼睛是在人體的上半部，所以就一定要用有升提作用的藥物，包括升麻、柴胡等，但柴胡是屬於少陽經，眼睛不太需要用到這樣的藥物，我們可以考量用桔梗、荷葉。最重要的關鍵藥物是丹參、荊芥，這兩味藥不僅能活血化瘀，還能夠消除眼袋，效果非常明顯卓著，單單這兩味藥就能把眼袋消除掉。

我受邀到廣州中醫藥大學對他們研究生、碩博士班的學生演講時，有人就問皮膚病包括痤瘡青春痘面皰，因為癢所以有的人就去摳，摳就難免會留下疤痕，現代醫學除了雷射的方式似乎別無他法，但雷射也不盡然能夠達到消除疤痕的功效，應如何處理？我當場告訴他們，只要用兩味藥肯定能把疤痕去掉，第一味是丹參、第二味就是殭蠶，人的臉上難免留下一些歲月的痕跡，當然也有的會出現坑坑洞洞的，不妨在你的處方裡加上丹參跟殭蠶，保證疤痕會消除。這是我尋尋覓覓許多年好不容易找到的藥物，藉這個機會提供給我們社會大眾。

除了上下眼皮，與腸胃系統有關的還有上下嘴唇。有的人嘴唇會皸裂，西醫肯定是一籌莫展。我有幾個非常奇特的病例，其中一位銀行從業人員，嘴唇隨時隨地都可以像剝保鮮膜一樣的一層一層剝開。

上下嘴唇皸裂，可以用健脾補氣、瀉脾熱的方法。在《醫宗金鑑》中有一篇〈名醫方論〉，蒐羅歷代名醫的處方，其中一個處方叫做「升麻葛根湯」，方中只有四味藥：升麻解毒，葛根升胃陽，芍藥、甘草瀉脾熱，蓋因脾胃開竅於口唇也。這個處方出自宋朝小兒科聖手錢乙，本來是用於治療小兒麻疹、痘疹，其實此方也可以治療風寒感冒。其中芍藥、甘草是出自張仲景《傷寒論》中的芍藥甘草湯，雖只兩味藥，卻具有瀉脾熱的功效，證諸臨床病例，屢試屢驗，不必應用其他方劑。

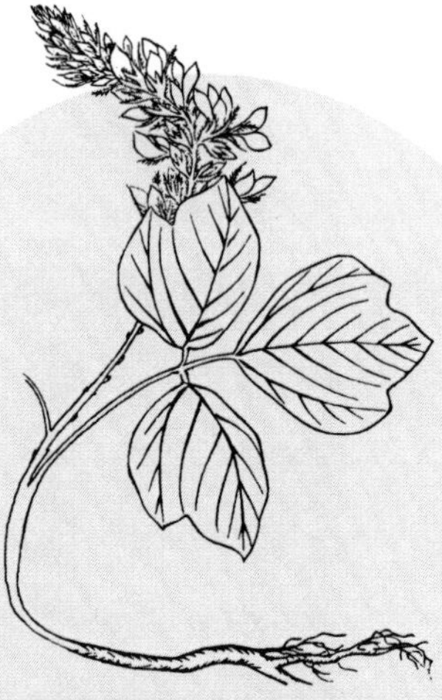

葛根：能增加肌肉組織彈性，因為太疲勞或睡不好導致的頸椎僵硬，服用葛根湯也很有效。

我們一再強調，絕對不能夠太過勞累或熬夜，這會影響到我們肝膽系統，肝膽系統也算是廣義的腸胃消化系統，因為肝細胞製造膽汁，膽汁分泌與十二指腸的分泌可以幫助消化酶分解的功能，一旦這些功能有了障礙，就會損及腸胃消化系統，進而使人體各部組織產生嚴重的影響。

各種皮膚症狀

年紀大了以後，血液循環，包括氣血循環的功能，就一定會受到嚴重的影響，有的衰老得早，有的生理功能的運作比較差，老人斑的沉澱就非常明顯。曾經有一位老伯伯，手臂上顯現出很多的老人斑，用了一種中醫貼布之後，竟然把老人斑全部消除掉。由於有些貼布有活血化瘀、精油揮發的作用，基於這樣的理念，我開發出來的白芷、藁本、天門冬就有它一定的效果，甚至有人就叫它「美白方」。

我曾經在一家大醫院看了一年三個月門診，我把自創的這個方提供給這家醫院，聽說總共兩千多位護理人員中有約一千五百人用過這個方，竟然他們就不再叫它美白方或美容方，而稱它「妙不可言方」。其中有兩個病例更是神奇，有個小男生半邊臉都是深綠色胎記，另一個女性護理人員從左手腕關節到手肘整片都是胎記，我建議他們每天勤快的用美白方擦拭，敷在皮膚上，奇蹟真的出現，這兩例胎記竟然逐漸淡化了。所以這個方不僅僅老人斑可以用，年輕人也適用。

除此之外，我要特別指出，你可以到市場去買一種食材，因為它做藥用的機會比較少。我發現不僅僅對斑，它連脂肪瘤都可以消除，它就是我們前面提過的荸薺。很多人脂肪瘤密密麻麻長在身上，用開刀外科切割手術實在是不勝其煩，還要擔心感染等副作用，我們用莎草科植物荸薺，它是一種天然無毒性的食材，也可以當做藥物，用整根蔥搭配荸薺，三斤荸薺加一斤蔥一起熬煮，可以喝它的湯汁，也可以把荸薺吃掉。

根據臨床報告，它對腎結石、膀胱結石、泌尿系統結石有相當好的治療效果。既然連石頭都可以化掉，用相同邏輯推理，也肯定能治療一些腫瘤病。也可以用外用的方法，哪個地方有老人斑、有脂肪瘤，就不斷的在皮膚上擦拭，擦著擦著竟然全都消失不見了，這是我經過很多例的臨床實驗，毫不保留的提供給社會大眾。

年紀大了之後，人體心血管的末梢輸送功能就變得比較差，當然也包括你的皮膚，皮膚就會皺皺的、乾乾的、癢癢的。實際上皮膚是因為乾燥才會導致出現皺紋，由於血液循環跟營養供應有了障礙，會導致代謝的廢物沉澱積存到皮下，干擾我們的感覺神經，你才會出現癢的現象。

為什麼人體會有很多的毛細孔？因為我們需要藉助這個管道把體內皮下積存的廢物代謝到體外，一旦這種功能失衡，就一定會干擾你的健康。根據現代醫學的理論，透過大小便代謝到體外的廢物，佔總量大約三到四成，其他百分之六十到七十，就必須透過皮膚毛細孔帶出體外，一旦有了某種病變，而影響到皮膚代謝功能，當然就會產生皮膚癢的現象。

年紀越大，心肺功能越差，心是管血液循環的，肺是管皮膚毛細孔的，所以年紀大的人皮膚會乾會癢，首要之務便是強化心臟的功能，讓它正常的把血液從心臟送出去，透過血管的運輸，帶到人體的每一個部門，最後要回流到心臟，完成循環的作用。再者，由於後天腸胃系統衰退的關係，一方面影響到進食，一方面吸收也有問題，這是環環相扣的。因此如果讓腸胃消化吸收、營養供應的功能能夠維持正常，皺紋自然就消失了。

在臨床上，我比較常用生脈飲、清燥救肺湯之類的方劑強心補肺氣，心臟動力強了，循環良好，血液能充分供應給每個器官及末梢，組織自然能得到充足的營養。再配合喻昌先生（喻嘉言）清燥救肺湯裡的阿膠補血，胡麻仁潤燥，枇杷葉養胃，功效頗著。

倒是皮膚的皸裂，通常發生在肥胖的人身上，因為血管擴張、水分供應導致血液回流跟循環代謝功能有了異常的現象，就出現皸裂的狀況。一旦是屬於肥胖型的，我們當然就朝著減重目標進行，不過這在臨床上比較少見。

最後，由於現代家電用品不斷的推陳出新，喜歡吃冰冷食物的不只有小朋友，很多老人家也樂此不疲。有一位遠從台中來就診的老太太，都八十多歲了，我建議她不要吃生（冰）冷的食物，她卻回我一句「那是不可能的」，聽說她每天要吃一大客冰淇淋，冰淇淋可能很好吃，但如果你每天吃一客，筋骨要不痠痛、皮膚要不搔癢就很難了，所以我就建議她以後不要那麼辛苦的從台中上來了。老祖宗早就提醒過我們「老年戒之在得」，這個得包括的不只是金錢，貪口腹之慾也是其中之一。

駝背

駝背也是明顯的外在老化現象。前面介紹過一位老教授光靠走路長達十年，彎腰駝背不見了，腰桿子挺直了，事實上如果能配合藥物就會更快。

我們的腰脊，身體正中央是督脈，督脈兩邊是太陽膀胱經，所以有關督脈的用藥我們可以考慮左歸丸、右歸丸、腎氣丸、歸鹿二仙膠這些藥物，第一是因為腎主骨，第二它們走督脈，太陽膀胱經則可以用葛根湯、小續命湯。

有一位蔡先生被西醫判定為僵直性脊椎炎，影響整個項背的活動，我們用這種處理方式，短短幾個月就讓他的症狀完全緩解改善。一方面用補充膠質的食物，另外像喝蓮藕汁有活血化瘀的功效，都有助於改善彎腰駝背的症狀。

5 長壽：老不休

眼疾

我們談過韓愈的〈祭十二郎文〉裡有提到，年未四十就已經「視茫茫」。眼睛的問題當然包括白內障、青光眼、老花眼，這是人類生理功能自然的發展。清朝陸定圃先生（陸以湉）所著的醫史醫話《冷廬醫話》告訴我們，養護視力最理想的有兩味藥，一味是枸杞，另一味是菊花，為了服用方便，可以做成藥丸，當然要配上好的蜂蜜。

《黃帝內經・靈樞篇》的最後一章「大惑論」，開宗明義就講了一句話：「五臟六腑之精皆上注於目」，意思是說眼睛不是單獨存在的，而是跟五臟六腑有聯繫關係的，中醫眼科把它分成五輪。瞳孔屬腎，因為腎屬水，所以又稱水輪；若是表現在藍眼睛，藍眼睛屬肝，肝管風所以稱風輪；白眼球屬肺，肺主氣，所以稱白眼球為氣輪；上下眼皮屬脾，因為脾是管肌肉組織，所以稱它叫肉輪；內外眼角是屬心，心是掌管血脈的，所以稱為血輪，這就是所謂的五輪。所以如果是糖尿病引起的眼睛病變，就勢必要讓他的血糖穩定，光是治療眼睛的毛病肯定收不到很好的效果。

由於現代人每天都生活在過度疲勞的國度裡，任何器官肯定都會受到嚴重的影響，導致未老先衰的後遺症。所以除了飲食上的調整補充，另外在作息方面絕對不能熬夜，十一點到一點的子時是膽經的時間，一點到三點是肝經的時間，肝膽又表現在我們的眼睛，所謂「肝開竅於目」，當你感覺到眼睛有點脹脹的，那就是告訴你眼壓升高了。眼壓一升高，就會有脹痛的感覺。

當然，眼壓升高與過度消耗眼力、燈光、印刷紙張、字體等都有很大的關係。一般而言，我個人常用的處方是小柴胡湯，也可以用苓桂朮甘湯。按照《內經》的思考治療原則，病在上要取之下，也就是所謂的上病下治，眼睛在上，所以可用懷牛膝、車前子，不過如果有虹彩炎、葡萄膜炎，用苓桂朮甘湯就不太妥當，因為桂枝、白朮是辛溫的藥，眼睛既然已有脹痛，這兩味藥就要盡量避免，可以選擇竹葉石膏湯，竹葉可以清上焦的熱，石膏可以有清涼解胃熱的功效。陽明經也上升到頭面，不管是足陽明胃經或手陽明大腸經，一樣要加懷牛膝、車前子，慢者大概兩三個月，快者有的一兩個星期，就能夠讓你的青光眼、眼壓上升的情形獲得非常理想的改善。

附帶一提，其實早在唐朝，孫思邈先生就寫了全世界第一本有關眼科的專書《銀海精微》，繼續發展到宋朝後，出現了一本《眼科龍木論》，到明朝有傅仁宇先生的《審視瑤函》，清朝的《醫宗金鑑》，更是綜合歷朝歷代眼科專書而寫成的一本眼科心法。也就是說，中醫的眼科發展很早就超越世界的潮流，只是後來因為受到許多不正確觀念的影響，導致中國傳統醫學的外科停滯不前。

牙疾

我們的老祖宗對牙齒的認知，實際上也比現代醫學的牙醫認知得更早，範圍更廣泛。《內經》說牙齒屬腎，腎主骨，齒為骨之餘，腎氣早衰，就出現齒牙動搖，比較輕微的，是刷牙時容易引起牙齦出血。在中醫領域中早就有牙周病的事實，稱為「牙宣」，意思就是牙齦暴露出來，一刷牙它就會出現牙齦出血的現象。

上牙齦屬於足陽明胃經，下牙齦屬手陽明大腸經，當你一發現有牙周病的症候時，為了未雨綢繆，要選擇強固腎臟功能的藥物，像腎氣丸、左歸丸、右歸丸、龜鹿二仙丹、還少丹等，都是建築在腎氣丸的基礎上演化出來、培元固本的一些方劑。

如果已有牙齦出血牙齦腫的狀況，可以用甘露飲、清胃散。「齒為骨之餘」，所以我們會選擇一些入腎的藥物像骨碎補、續斷。我個人介紹給很多病者，每天早上刷牙時可以用骨碎補和續斷，擠一點牙膏，沾著這兩味中藥材，持之以恆，有些人在兩個月以後表示，本來動搖的齒牙竟然可以咬開瓶蓋了。很多人在電視上看過，竟

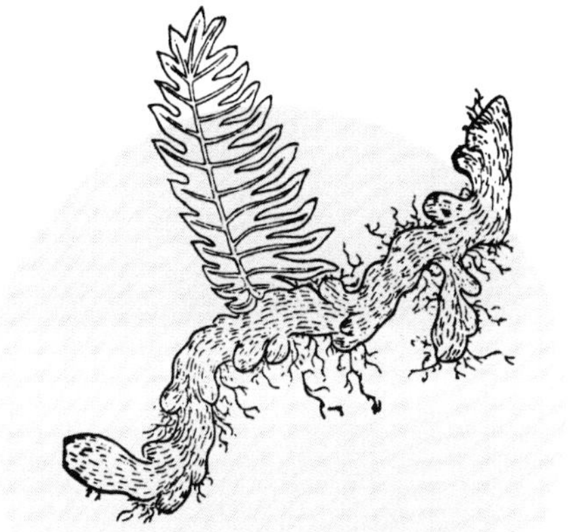

骨碎補：可以活血、止血，專治骨折外傷，對牙齦出血與牙齒酸軟，有很好的預防與治療效果。

然有人能夠咬住綁著卡車甚至飛機的繩子拉動它們，可見人類牙齒承載的力量可以有多大。但是由於很多人在生活飲食上往往很難拒絕種種食物的誘惑，齒牙想不動搖也很難，所以奉勸年紀大的人在飲食上一定要清淡一點。

一旦牙齦腫，我們可能會用比較清涼解毒的藥物，比如忍冬（俗稱金銀花）、連翹、元參；如果還有出現疼痛的現象，不妨選擇入陽明經的白芷，和入足少陰腎經的細辛，一方面有麻醉作用，一方面有止痛效果，對牙周病的整治和牙齒保健有相當理想的效果。

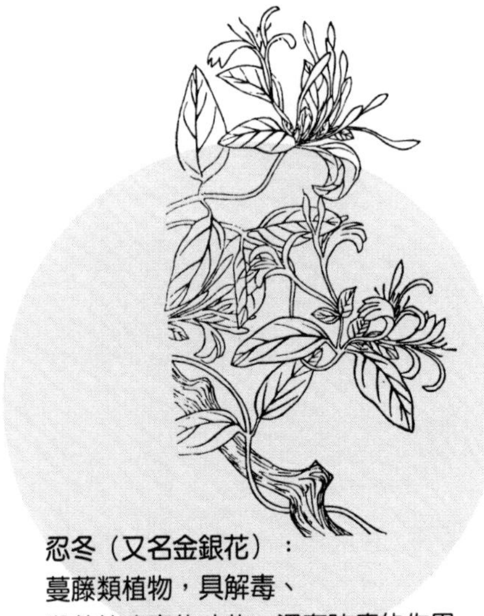

忍冬（又名金銀花）：
蔓藤類植物，具解毒、
殺菌抗病毒的功效，還有防癌的作用。

早年市面上流行過一種用中藥材做的牙膏，叫做黃芩牙膏，事實上黃芩是清熱的，主要作用在肺，與腎主骨的腎、與上牙齦的胃、與下牙齦的大腸比較沒有直接關係，純粹就清熱的角度而言，治療牙齦腫是有一點效果。

其實大概在民國四十年代的歲月，種種物資都缺乏，幾乎所有人都用粗鹽在刷牙，後來發現當年那些人的牙齒比加工食物盛行的現在強固得多，讓我覺得生活得越單純、少吃膏粱厚味，相信對牙齒的保養一定有很大的幫助。

耳疾

現代醫學坦白講很難思考為什麼耳朵跟腎有關係，從解剖學的任何關聯性來探討，好像都聯繫不上。就經絡系統來說似乎也不很明確，因為足少陰腎經從腳底正中央的湧泉穴一路往上走，似乎只有一個別絡聯繫我們的聽神經。

而傳統醫學從《內經》時代就已經告訴你，「腎開竅於耳」，我們的治療方向是，由哪種疾病造成的，就要從這種疾病問題癥結的所在著手。譬如有人因風寒外感而導致聽力受到影響，有人感冒的後遺症就是出現耳鳴，有人因為飲食不當而導致耳朵出現各種不同的聲音。

耳朵和聽力跟你的職業及居住環境也有絕對的關係，像住在鐵路、飛機場旁是環境因素；有的是職業病變，像砲兵，砲彈擊發的聲響會損及耳膜，嚴重的話甚至會有破損的現象；有的是因為游泳、潛水而引起，耳朵進水引起耳朵發炎、流膿而影響聽力；有的是不小心耳朵進了水或掏耳朵的工具不衛生而引起中耳、內耳發炎，這讓我想起老祖宗說過一句話：「耳朵越掏越聾，眼睛越揉越瞎。」這可是老祖宗寶貴的經驗，我們不能夠輕忽。比較特殊的還有，我們看過好幾例因為服用化學藥物而導致聽力突然完全喪失。

情緒也有很大的關聯，人生氣的時候，氣一定會往上逆衝，就可能影響到自己的聽力。生氣還可能影響到別人的聽力：甩人耳光導致他耳膜破掉。耳朵是個空竅，它有一個空間，用力甩耳光會造成耳朵的壓力，嚴重時足以震破耳膜。

有一位黃先生耳膜破了，我就開小柴胡湯、苓桂朮甘湯，加上一味修護的藥白芨；又因為耳朵是竅，所以加了通竅的遠志、石菖蒲。耳朵也跟少陽有關，因為兩側是少陽，小柴胡湯本身就作用在少陽經，另外我又加了青蒿也是作用在少陽經。要讓藥物的作用往上發展，我們就加桔梗、荷葉，竟然吃了藥他的耳膜就修護好了。

一位中壢的邱醫師告訴我，他照著《張步桃解讀傷寒論・方劑篇》這本書治好了三個耳疾眼疾的病例，其中一個是他姊姊，因為耳膜破掉，已經安排好要到某大醫院開刀修護。他就跟姊姊商量道：「先讓我開藥幫妳處理，如果一個月內沒有改善，再去開刀修補也不遲。」結果他就開了前面介紹的幾味藥，吃到第九天再去檢查，竟然破掉的耳膜就修護好了。

第二個病例是罹患了透針眼，又叫做麥粒腫，民間習慣稱它針眼，他去請教眼科大夫，像治他這種麥粒腫大約需要多少時間？眼科大夫告訴他，差不多三個星期以上才能夠治得好，結果他自己吃了三包藥，竟然透針眼就完全好了。如果已經潰膿，那你可以加排膿的藥，包括連翹、桔梗這些都有排膿的效果。

最後一個是葡萄膜炎（也就是虹彩

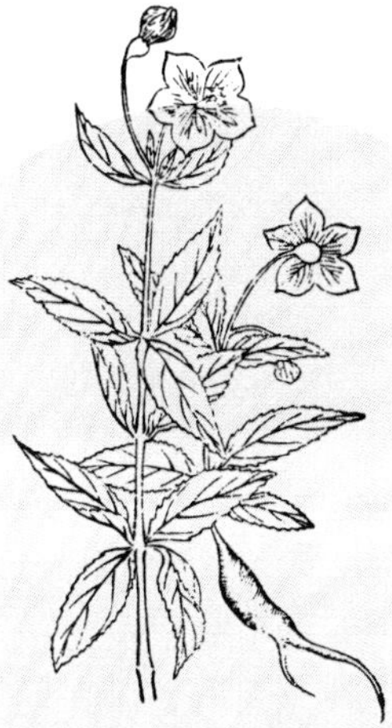

桔梗：含有皂素，本身具消炎作用，也有止咳化痰的功效，其升提作用可以做為治療人體上半部器官疾病的輔助搭配。

炎），如果你給西醫眼科看，他就會發給你重大傷病卡，認為那是不可能治癒的一種疾病。結果他用了小柴胡湯、竹葉石膏湯、遠志、石斛、茺蔚子、青葙子、木賊草，兩個星期再去檢查，葡萄膜炎已經痊癒了。

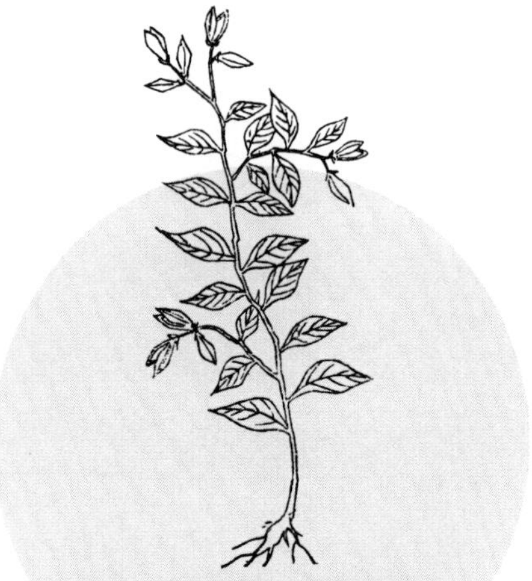

連翹：木犀科植物，清熱效果佳，有助於排膿、消腫脹，也是抗病毒的藥材。

這裡必須提醒讀者，邱醫師本人是從事中醫醫療工作的同業，一般社會大眾的讀者，我們並不主張自己照書上所開的方藥來配藥，因為你未必知道自己的體質是屬於陰陽表裡寒熱虛實的哪種屬性，這樣子用藥是會很危險的。

對現代的科技文明造福人類，我們真的很感激，因為很多年紀大的人聽力減弱受損，助聽器就能幫助他們。不過老祖宗又講了一句「不痴不聾不做阿翁」，因為很多人聽到閒言閒語就動怒，如果你完全失聽什麼是非都聽不到的話，我想可能就不會觸怒你，讓你發脾氣，是不是也是涵養心性的一種修為，未必是壞事。

嗅覺味覺喪失

我們看過一位張先生，幾乎有十年的時間對所有的酸甜苦辣完全沒有知覺，他曾經到一家規模非常大的教學醫院，只差一個動作沒有做，就是組織切片。他唯獨對糖精有感覺，最重要的是，他出現了拉肚子的症狀，他只要一腹瀉，就會到藥房裡買成藥，吃了就不拉，日積月累下來，竟然對所有的酸甜苦辣的味覺就喪失了。了解以後，我從腸胃系統處理，開了七味白朮的加味，只吃了一次的藥，他味蕾的感覺就完全恢復了。

年紀越大人體的各部機能就日益虛衰，肝膽系統、腎臟泌尿系統所受的影響就會更大，飲食的口味太重絕對不好。

另外必須一提的是，在臨床上碰到喜歡吃重口味的患者，我都一再交代，胡椒粉不能碰，在我的臨床醫案裡，有人吃了胡椒粉以後，從氣管咳出一坨血塊，有人肛門痔瘡，血就會從肛門噴射出來。你可以吃適量的辣椒、大蒜、生薑、咖哩，就是不能夠碰胡椒粉，一般要胃寒證的人才會用到這一類的食材調味料，如果你是屬於熱性體質，長眼屎、口乾舌燥、嘴唇皸裂、大便像羊屎，最好不要接觸像胡椒粉之類的這些食材或是調味料。

談到這個食慾的問題，我就想到一個我的長輩，竟然瘦到體重剩下二十七公斤。一般而言，沒有胃口就影響消化吸收的功能，肯定就不會長肉，變成皮包骨。像這種不管是年紀大的老人家或年紀輕的小嬰兒、小幼童，我們都會考量用四君子湯、五味異功散、六君子湯、七味白朮散、參苓白朮散、香砂六君子湯，但是體質屬於燥熱型的，我還是建議少用香砂六君子湯、七味白朮散、參苓白朮散這幾個方劑，因為裡面有木香、香附、白朮等藥性屬於辛溫的藥材，效果反應會比較燥熱，所以最好用五味異功散。我的這位長輩用這些方劑調理過後，半年之後體重增加了，精神體力也改善了。

比起味覺，嗅覺受年紀的影響就小很多。一般而言，除非本身有鼻子方面的病變，如鼻咽癌、長鼻息肉、鼻中膈彎曲或開過刀，不然的話年紀增長影響嗅覺的機率是比較少一點。我本身左鼻腔出現鼻中膈彎曲的現象，沒有把彎曲的部分切除掉以前，事實上嗅覺也沒有受到影響。但是某些病變的確會讓嗅神經受到影響，我們就有好幾個病例，年紀都比較輕，其中一個是在公家機關開交通車的司機，另外是一個小女生，兩個都是因為車禍導致嗅神經受損，那位司機嗅覺受損七年半多，小女生也兩三年了。

我用的藥方是苓桂朮甘湯、小柴胡湯、遠志、石菖蒲、細辛、白芷，還有一味最關鍵的藥：桑白皮，宋朝錢仲陽先生開發的瀉白散，君藥就是桑白皮。我給那位司機吃了一星期的藥之後，竟然他就很驚喜的說他聞到了隔壁房間的香菸味。這位小女生則是吃到第五天，說她在洗澡時聞得到香皂的味道，第六天又聞到了家裡養的小貓咪尿尿的尿騷味，第七天她就開始說後悔她的嗅覺幾乎全部恢復了。

我告訴她首先嗅覺可能救她一命：如果家裡的瓦斯漏氣，你聞不到瓦斯的味道，不小心要開瓦斯爐或用打火機點火，肯定會引爆發生火災；另外如果聞不到家裡的食物已經腐敗餿掉了，照單全收吃進肚裡，到時候引起急性腸炎、細菌病毒的感染，可能危及性命。

我們常說飲食要色香味俱全，色靠你的眼睛，味靠你的舌蕾，香就要靠你的嗅覺了，如果三種感官都能運作正常，那也是人生一大享受也。

心血管疾病

一般年紀大的人似乎呈現兩個極端的發展，一種是因為心臟動力不夠，所以血壓偏低，結果就會出現頭暈，頭暈嚴重的話平衡感就有問題，有的就想吐，整個人會軟綿綿的、懶洋洋的。

低血壓

血壓的高低因人而異，正常的舒張壓跟收縮壓在八十到一百二十之間，可是有的人可能因為職業的關係，譬如運動員血壓都偏低，心跳速度都比較慢，譬如說心跳每分鐘七十二下，運動員有可能在四、五十之間，不這樣，當你劇烈運動時，心血管就會負荷不了。

就統計數字而言，低血壓的人壽命通常比較長，但是一般低血壓的人常會顯示精神萎靡無精打采的現象。這我們可以從運動來改善，多做一點運動讓心血管能更強而有力的把血液輸送到每一個器官跟末梢，讓血壓維持在正常範圍裡。

一般會用一些強心補血的藥物，不過實際上依我自己的經驗，食療的方式對老年人不但不會有任何的副作用，幫助也很大。這些年來鑽研抗衰老的藥物裡，我最常用而且發現效果非常理想、生命力也超強的，就是蓮藕。也因此，這幾年來我到每個地方演講時，最推崇的就是這種睡蓮科的蓮藕，吃蓮藕、喝蓮藕汁，我告訴很多人，血管阻塞的部分它會打通，破裂的部分它會修護。或許因為一直鼓吹吃蓮藕，導致出現供需失衡的狀況，本來我們想推出蓮藕粉供應給社會消費者，結果最大宗的產地白河農會竟然已經缺貨了。有些地方一斤的藕粉可能賣兩百多塊，可是從白河農會賣出的一斤都要五百多。

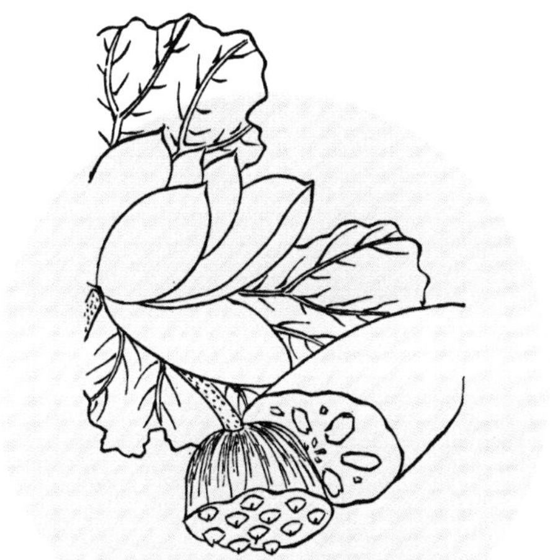

蓮藕：血管的清道夫，可以溶解、打通心血管阻塞，也能修復心血管破裂。

我向來把蓮藕稱為「人類血管的通樂」，又稱它為「人類血管的清道夫」，當心血管裡的障礙被打通清除以後，血管的輸送就像道路沒有阻礙，自然交通就順暢了。除了蓮藕，用荷葉的機會比蓮藕更多，因為荷葉採收曬乾處理好可以做成濃縮科學中藥，蓮藕比較有季節性，這樣子使用，你的低血壓一定就能夠獲得改善。

所以對治低血壓造成的一些症狀，我們可以透過食療的方式，當然也可以用強壯心血管的藥物，一旦心血管強化了，動力夠了，它會把沉澱的廢棄物質清除掉。熱性體質的，我們就用生脈飲，因為人參有強化心臟的功能；如果是寒性體質的人，我們可以用四逆湯，裡頭有附子、乾薑這些強心的藥。我個人也常常會用真武湯，因為真武湯裡有附子這些強心的藥物，加上有與人參同科的川七，還有一味「功同四物」的丹參，除了強心的功能，丹參也是一味活血化瘀的藥物。

如果是腸胃消化功能引起的，表示你的消化吸收、營養供應有問題，也可能出現血壓偏低的狀況，此時我們就可考慮用一個李杲先生（李東垣）所創的方子半夏天麻白朮湯，方中有人參、黃耆等補氣強心的藥，而此方是建築在六君子湯的基礎上（去甘草）以健運脾胃。腸胃消化系統的消化吸收好，能把營養供應給大腦，大腦細胞的含氧量充足，血壓自然趨於正常。

有位國軍將領罹患眩暈症，看遍國內各大醫院效果都不理想，連最尖端的醫療器材也找不出任何病因，只好遠赴美國診治，也是沒有結論。最後還是回國找到一位名老中醫，確診是脾胃功能引起的，開了半夏天麻白朮湯，沒多久症狀就完全改善。我也診療過一位部長級的長者，他因為工作壓力而影響腸胃系統出狀況，進而引發血壓不穩定、暈眩等症狀，當時我就用此方加了舒緩壓力的鉤藤，症狀也獲得相當的緩解。在離開該職位之後，據說他一切就趨於正常。

高血壓

老人家呈現的另一極端的發展是高血壓。高血壓在現代醫學的領域中還是非常棘手的一種病症，包括所謂三高症：血壓高、血糖高、血脂肪高。中醫傳統醫學並沒有高血壓這個名詞，我們老祖宗把它定位在所謂的「肝陽上亢」的領域裡，所以血壓的高低第一往往與心臟血管有絕對關係。

高血壓會導致暈眩，會引發頸動脈出現僵硬、拘急的現象，一般到了午後，也就是申時酉時，常常顴骨會出現潮紅的狀況，有時候會感覺兩手麻麻的，另外也會有平衡感失衡的現象，有的人還會有頭重腳輕的感覺。

如果是動脈血管壁硬化而出現本態性（或稱原發性）高血壓，我們就要設法柔軟動脈血管壁，讓血管有彈性，血壓相對的就會呈現穩定的狀態。讓血管壁柔軟的食物和藥物，除了前面提到的蓮藕、荷葉這類食材，還有杜仲、桑寄生、鉤藤、丹參、懷牛膝等。

由於年紀大了，人的動脈血管會出現粥樣硬化的現象，會出現血脂肪過高沉澱的狀況。像這種情況，我們一定要先消除血脂肪、動脈血管粥樣硬化。降血脂的藥，譬如山楂、茵陳、陳皮、決明子等，對改善血脂肪都有很好的反應效果，有些不用當做藥材，我們可以用食療或沖泡的方式改善。

一般針對動脈血管硬化我們可以考量用鉤藤飲，針對年紀大的、身體氣血虛衰所引起的，我們可以考量用天麻鉤藤飲，對肥胖型或有習慣性便秘的這些人，我們可能會考量用大柴胡湯、防風通聖散，另有某所大學研究報告指出，像三黃瀉心湯對血管硬化有相當的療效。

總之，臨床上每個人出現的狀況不盡相同，所以必須因體質的不同、狀況的差異，而給予不同的藥物、方劑或者是食材。血壓高在現代的文明病裡所佔的比例相當大，但只要在飲食方面多加注意，重視平日的保養並且持之以恆，相信是可以迎刃而解的。

一般高血壓可以分兩個類型，除了前述的本態性高血壓，另一種類型就是所謂的繼發性高血壓：因為某種疾病而導致血壓出現不穩定狀態，例如：長腦瘤導致腦血管阻塞，會引發高血壓；心臟血管有病變，會引發高血壓；肝機能出了狀況，也會引發高血壓；糖尿病的病患，更毫無疑問會引發高血壓；腎臟病患者當然也會造成血壓的不穩定，一般我們還說這是屬於腎性高血壓。

如果是這些由其他疾病引發血壓偏高的繼發性高血壓，光用降血壓的藥並不足以改善血壓的不平衡，一定要先設法把這些病變穩定住，尿毒的病患如果在治療的同時不兼顧他的腎功能，血壓肯定不可能獲得良好的改善。

這種因為某種疾病——不論是糖尿病、腎功能失常、肝臟病變等——而導致的繼發性高血壓，不能夠單純的服用降壓藥物，一般醫者最喜歡使用的是Tenormin，事實上效果不是很明顯。

以腦部長瘤為例，依現代醫學外科手術的進步，這種腦瘤開刀手術成功率很高，基本上比較沒有生命的危險，不過會出現兩個明顯的後遺症，第一是平衡感會有問題，走路會出現重心不穩的現象。一般平衡感出狀況的話，我們可以用柴胡龍骨牡蠣湯或真武湯，不過有腦室積水的現象，我個人最常使用清震湯，清震湯的組成藥味非常簡單，就蒼朮、荷葉、升麻這三味藥，但它所顯現的效果卻非常有效。

第二個明顯的後遺症是出現視窗的問題，意思是會影響視神經的功能。由於腦瘤長的部位各有不同，其中最危險的是長在腦幹——所謂的生命中樞。有些人長在視神經，壓迫到視神經而影響人的視野變得像窗戶一樣，正常的人頭部不動時，兩眼外角的餘光可以看見左右兩側的一些人事物，但視神經被腦瘤壓迫後視野會變窄。我們投以處方用藥之後，病者症狀即獲得改善。其中有個男生很傳神的說，他忽然間發現眼睛的窗戶打開了，也就是視野逐漸開闊了！

我在很多文章或演講場合都特別提到，有的血壓高可能是糖尿病引起的，那就必然要使用改善血糖指數的方劑藥物。現代醫學的因素林或胰島素，事實上顯現的功效並不理想，不過老祖宗早就留給我們一些很好的降血糖處方，譬如生脈飲，或對血糖穩定有相當功效的甘露飲，早在漢朝時代老祖宗就發現用腎氣丸、六味地黃丸也有相當的效果。不過要先考量你是老年型還是幼年型糖尿病，是依賴型糖尿病還是非依賴型糖尿病，老年型糖尿病要用腎氣丸，又叫做桂附八味丸；幼年型糖尿病就用六味地黃丸，就是腎氣丸去掉桂附（肉桂跟附子）。

前面提到，血壓高也有因為尿毒造成的，一般我們稱為腎性高血壓，我們看過很多腎功能症候群或者稱腎衰竭，最耳熟能詳的稱它叫做尿毒症，有人的血壓會飆到兩百多，我們就一定要改善腎功能。

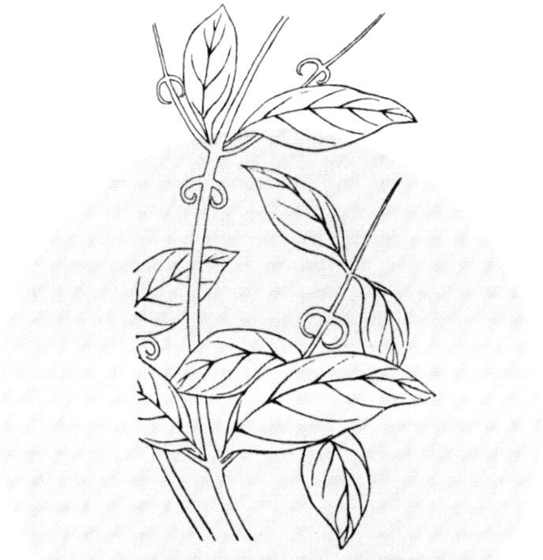

鉤藤：活血化瘀的良藥，可以增加肌肉組織彈性，舒緩壓力使動脈血管壁柔軟，還有抗痙攣的功效。

截至目前為止，治療尿毒的處方不一而足，有人使用附子、乾薑這一類藥物，那是四逆輩的思想精神，但個人的看法是，腎功能有異常現象，就會影響骨髓造血的功能，而呈現非常嚴重貧血的現象，這種情況下用滋陰養陰促進骨髓造血的方劑藥物都來不及了，還在用附子、乾薑這種燥烈的藥物，我是期期以為不可的。

我認為如果是腎功能引起的血壓升高，就要用改善腎病變症候群的一些藥物，我個人最常使用而且反應效果非常理想的一個處方是豬苓湯。由於腎病變症候群會產生嚴重貧血的現象，我都會加雞血藤、阿膠，不過豬苓湯已有阿膠的成分，我就會加桑寄生、丹參、懷牛膝、天麻、鉤藤這一類的藥物。如果是肝膽功能所引起的，那我們就要運用改善肝功能的處方用藥，如小柴胡湯、茵陳五苓散、逍遙散、加味逍遙散、一貫煎這些治療肝膽的處方。

至於降血壓的藥，除了上述提過十分常用的桑寄生、杜仲、懷牛膝、丹參，必要時還可以考慮用潛陽的藥物，包括龍骨、牡蠣、龍齒、石決明、珍珠母等等，我們的臨床效果是滿理想的。

此外，體型過度肥胖的人往往不論男女血壓也偏高，這種狀況我們會考慮用大柴胡湯、柴胡龍骨牡蠣湯，也可以考慮用承氣湯類。實際上後代的防風通聖散，對肥胖型血壓高有非常好的效果，不僅可使血壓穩定，兼有減輕體重的功效，減個一、二十公斤的病例，我們都接觸過，防風通聖散是從調胃承氣湯一路發展出來的。

在食療方面，我們可以多攝取一些含鐵成分的食物。一般我最常推介的有蘭科植物天麻，桑寄生科的桑寄生，杜仲科的杜仲，莧科的懷牛膝，唇形科的丹參，車前草科的車前子。現代醫學降血壓藥中每多用利尿劑，副作用很大，尤其是男性，許多服用後造成性功能障礙，海綿體不舉影響「性」福，我們的車前子則被先賢譽為「利水而不傷陰」，亦即副作用較少。除此之外，鱗介類如九孔、石決明等，有所謂潛陽之功效，而中醫不是稱高血壓為「肝陽上亢」嗎？

中風

從大的分類區分，中風可以分成出血性腦血管病變及阻塞性腦血管病變，就統計數字觀察，出血性的人數大約佔三成，阻塞性佔七成。出血性的都是來勢洶洶，阻塞性則是逐漸演變的。

依中醫的辨證論治，中風又分兩大類，一種叫閉症一種叫脫症，在臨床治療方向是截然不同的，既然叫做閉症就要疏通、打開，脫症則一定要恢復生理功能。譬如說在臨床上，神昏不語、流口水，兩手緊握拳頭怎麼用力常常都打不開的，叫「兩手握固」，牙關緊閉會傷害到語言中樞、咀嚼中樞，腦充血，呼吸急促，二便不通，尿路不通大便也不通，這一類都是屬於閉症。如果是昏迷不省人事，嘴巴張開手不能握拳，一般我們稱「撒手」，汗出如珠一直不止，大小便無法控制，手腳冰冷，那是屬於脫症。

要讓生理功能恢復正常的彈性，臨床上緊急治療脫症最好就是用強心的藥，人參、附子組成的叫做參附湯。閉症平常會用到小續命湯，就是仲景先生桂枝湯和麻黃湯的合方，麻黃湯又稱為還魂湯的道理，就是可以讓你恢復正常的神智。

在傳統醫學的文獻裡提出一份報告，當大拇指和食指這兩根手指常呈現麻麻的感覺時，老祖宗提醒我們，預估不出三年就有可能出現腦血管病變。老祖宗講「病來如山倒，病去如抽絲」，這是警告我們在發病前一定會有一些徵兆，疏忽了這些發病的徵兆，等到發現問題才來呼天搶地就已經後悔莫及了。媒體曾報導台灣一位擔任過大學校長的名人三度中風，昏迷一段相當長的時間，肯定是自己有所疏忽，痊癒後又發生第二度中風，就更應該謹慎小心自己的健康狀況，沒想到竟然三度中風，所以昏迷的時間會比較久，不得不慎。

三十多年前，我與一些志同道合的中醫同道友人組織了一個「陳高會」，陳者陳年，高者高粱也，所以所謂的陳高會就是陳年高粱會，大家聚在一起，討論醫療上遭遇到比較困惑的疑難雜症，提出來研討。有一位同道戲稱這些疑難雜症是他臨床診療上所碰到的鐵板，某次聚會時，他到後第一句話就告訴我們說這次他的鐵板特別多，第一個問題是腦血管中風的問題，其實從最古老的中醫典籍《黃帝內經》開始，就已經針對這個問題提出病因及治療的原則，現在心血管腦血管中風的病例越來越多，他也感覺到很困惑。

其實不是血壓高的人才會中風，也不是只有年紀大的人才會出現腦血管中風的現象，年紀非常輕、幾乎不滿二十歲的病例也出現過，《內經》稱為「早凋之象」，就像樹木出現早凋的情況。腦血管病變各種不同的形態都有，有的意識中樞遭到破壞，昏迷臥床的不在少數，有的影響到視神經造成眼睛看不到，有的影響到聽神經耳朵失聰了，有的影響到語言中樞變成不會講話了，有的運動神經傳導出現異常而有左癱右瘓的偏癱情況。

現代醫學的治療方法是馬上送進開刀房，有血塊或有瘀血就清除掉，一般如果能夠把握黃金時間，後遺症就會減到最低的程度。

傳統中國醫學不會如此大動干戈，我們老祖宗累積了相當豐富的經驗，當發生狀況時，我們會透過手指的十個井穴（其實是兩手各六共十二個）救急。這些穴位是在指溝邊，左右手各六個，彼此對稱，手太陰肺經的井穴是少商，手陽明大腸經的井穴是商陽，手厥陰心包經的井穴是中衝，手太陽小腸經是少澤，手少陰心經是少衝，手少陽三焦經是關衝。鑑於一般人對穴位的拿捏不容易準確，往往會影響到治療的效果，所以後世的

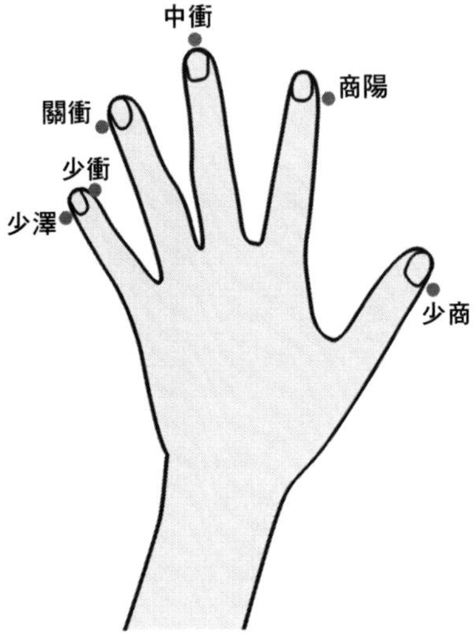

中醫界想出了另一個辦法：針對十根手指最尖端的地方，用採血片也好、三稜針也好，刺破以後擠出像米粒一樣的血，一般我們稱做「十宣放血」。此外，有時用力拉扯耳垂，人也會很快的甦醒過來。

針對腦血管的病變，我們基本上都會把握活血化瘀、開竅醒腦的治療原則。很多人不了解，喜歡用什麼羚羊角、犀角的，事實上那是牛頭不對馬嘴，我們的麝香才是開竅醒腦的藥物。我有個親戚，由於腦血管病變輾轉送到某大醫院住了將近半年，病情沒有明顯的改善。後來他想到我，就請我到他家裡看了兩次，我給他用柴龍骨牡蠣湯、桃核承氣湯，又因為他有水腦的現象，我就用蒼朮、升麻、荷葉這三味藥組成的方劑清震湯，清震湯治療水腦可以說有獨到的神奇治療效果。

現代醫學對有水腦症狀的這種中風的病人，幾乎都用開刀的方式清除積存在腦組織中的滲出物，要不然就利用引流的方式清除掉，但引流到體外很容易引起感染，引起類似腦膜炎的狀況，而如果引流在體腔裡，幾乎都有平衡感失衡的情形，甚至視野也會受到影響。

我們透過清震湯，竟然可以把腦部裡的滲出物全部清除乾淨。每一次治療我都會加一罐麝香（製造商包裝好的像食指大小長短的罐子一包，大小一分重），有一次他服了藥之後大家坐在那邊聊天關心他的病情，他聽了竟然從眼角流出淚水，這意謂著他已經醒過來了、有意識了。之後慢慢的繼續服藥，終於完全甦醒過來。

如果我們平常可以隨時注意自己的生理功能，隨時注意自己的生活起居飲食，想必對腦血管中風的預防有很好的幫助。我個人最常介紹給一些社會大眾的，就是常常服用蓮藕汁。有一位才五十出頭的女性，因為生氣導致腦溢血中風的病變，我就建議她開始服用蓮藕汁，喝了短短四個月，再去做腦室顯影照像的檢查，竟然發現她腦室的血塊全部消失掉。之前我也再三強調過，蓮藕這種睡蓮科的植物，是我們人類非常珍貴健康抗衰老的材料。

心臟病

我手頭上有很多心臟病的病例，其中一個頗值得一提，他是我們陳高會裡一位道長的堂兄弟，住院時醫師告訴他如果心臟開刀的話，成功跟失敗的機率大概各佔一半，失敗的第一個後果可能是死在手術台上，第二是可能變成植物人，所以建議病患的家屬與其冒這樣的風險，倒不如聽天由命，至少可以安詳的結束生命。他說在住院時看了我兩本遠流出版的《張步桃開藥方》和《張步桃治大病》，書中有提到心臟病變的病例，就打電話給這位道長，知道他和我是二、三十年的老朋友之後，這位病患也不說有什麼事，第二天就從醫院裡出來找我。本來是交代要料理後事的人，吃了我們的藥以後，竟然到現在五、六年過去了，還活得好好的。

用藥方面我們已再三強調過，要考量病者的體質是寒性還是熱性。熱性體質我們可以用生脈飲，寒性體質就用四逆湯、真武湯、附子湯這一類的方藥。另外我們要考量，是不是二尖瓣、三尖瓣、僧帽瓣閉鎖不全，是不是有出現瓣膜的脫垂？如有，我們幾乎會考量用木防己湯，搭配生脈飲或四逆湯、真武湯，再加上丹參、川七、遠志、鬱金、生蒲黃等強心的藥物。如果因為脫垂、閉鎖不全而出現心肺積水的現象，除了有利水作用的木防己，我們也會考量用葶藶子、桑白皮瀉肺水。

一位八十多歲的李老伯伯有一天因心絞痛送到一家大醫院，醫院認為必須緊急開刀。正好他的女婿在我們這邊上課，聽到這個青天霹靂的消息後很著急，我問了詳細情況，就要他帶了這裡配好的藥趕到這家醫院。從服用我們的藥到現在為止差不多已經有五、六年了，不但不用開刀，心絞痛也不曾再犯。

還有一位林姓患者，西醫告訴他需要換心，他就先來找我們看診。經過我們診治之後，他告訴我們沒吃中藥之前，走路上下樓梯都一定會出現氣喘，因為心肺本是一家，心肺功能有病變一定會出現這種狀況。吃了我們的藥以後，他說現在竟然已經可以慢跑。不過人往往對自己的健康很容易疏忽，這位林先生之後大約有大半年的時間自動停止服藥，而導致心臟病變產生衰竭的現象，不幸往生了，令人十分惋惜。提起這個醫案，目的是要再次提醒讀者「持之以恆」的重要性。

我一直有個構想，希望能夠把這幾十年來有關心臟病變的病例整理出來，然後針對每一個病歷提出診斷的絕活，把處方用藥也就是所謂的理法方藥結集成書，出一本專門討論心臟病變的專書，相信對造福社會大眾可能會有幫助。

有一位八十幾歲的戴姓老伯伯，發現只要自己吃的食物比較鹹，就會造成心肺積水的現象，一定要到某大醫院掛急診。這讓我有很深的感觸，中醫就五行木、火、土、金、水與我們的內臟肝、心、脾、肺、腎相結合，木與肝結合，心跟火結合，脾胃和土結合，肺跟金結合，腎與跟水結合，鹹是屬腎屬水，水能剋火，也就是說腎水會影響到心火產生病變，這位戴老先生一吃鹹，鹹是屬水入腎，就馬上會引發心肺積水，要到大醫院掛急診。

有人認為木火土金水的五行就醫學上來說很不科學，但是在診斷學上、治療學上，它卻有非常不可思議的功效。如果利用五行相生相剋的原理能提出合理的治療原則，只要對人類的健康疾病有所幫助，又何必排斥它所謂科學與不科學的問題。不管用任何的方式，只要對人體健康有幫助，我們就不應該排斥，我認為這才是比較客觀比較開放的心態。

肺功能退化

空氣的污染，輕者像汽機車的廢氣排放，重者如廢五金工業區燃燒產生的戴奧辛，會透過呼吸道進入肺和心血管而影響我們的身體組織，嚴重的話甚至可能造成所謂的破壞遺傳基因，禍延三代，這是大自然環境方面的影響。

就個人而言，我發現，抽菸的人到了晚年幾乎都會出現所謂肺氣腫的現象，嚴重的可能要進行氣切，用呼吸器幫助呼吸。如果能戒斷，晚年肺氣腫症狀發生的機率就一定會相對減少。

很多年紀大的人，本身的肺功能有問題，影響到胸口會悶、會痛，呼吸困難，除了抽菸、大環境的空氣污染以外，另外也涉及飲食的問題。有個八十幾歲的老太太，除了呼吸道的問題，還出現肌肉血管神經的收縮，也就是說這裡痠、那裡痛的，我就建議這位阿嬤最好不要吃冰冷的東西，因為人體的肌肉血管神經，碰到冷的就一定會產生收縮痙攣的現象。

事實上心肺功能是一家，所以肺功能一定跟心血管有關係。呼吸系的症狀當然也要辨證論治，實證熱證大概會考慮用麻杏甘石湯，如果是虛證寒證的人，我們會考慮用小青龍湯。麻杏石甘湯裡有石膏，石膏本身屬寒涼的藥，如果痰、鼻涕是黃黃、濃濃、稠稠黏黏的，這表示屬於熱證，我們就要用麻杏石甘湯。如果痰是稀稀、白白呈泡沫狀，就要用小青龍湯，因為小青龍湯八味藥裡最少有六味藥屬於溫熱性藥物，包括麻黃、桂枝、細辛、半夏這些。

此外，《金匱要略．痰飲篇》裡，特別提到治療痰飲當以溫藥，這就要用苓桂朮甘湯，因為桂枝、白朮、甘草都是屬於辛溫的藥。除了苓桂朮甘湯，我個人也比較常用到麥門冬湯，因為麥門冬湯除了麥冬是涼性藥以外，其他像半夏、大棗、甘草是溫性藥。

年紀大的人心肺功能幾乎都會逐漸衰退，所以容易引發呼吸不順暢，使得胸口出現胸悶的情況，嚴重的話甚至會有痛感。一方面我們可以建議老先生、老太太平常多做擴胸運動，另外也會建議不要吃冰冷的食物，因為冰冷的食物馬上會讓你的肌肉血管神經產生一種痙攣收縮的反應，呼吸就會呈現一種壓迫感。

除了胸悶、胸痛的症候以外，往往還會產生氣喘的現象，哮跟喘事實上是不一樣，會有聲音像小貓叫的反應就是哮，也就是閩南語說的嗄龜，喘就是以呼吸次數來命名，正常人是一分鐘七十二心跳十八個呼吸，一旦心跳變成一百多，呼吸也會很急促，那就叫做喘。哮跟喘實際上還是與心肺功能有絕對的關係。

治療喘症，除了虛證實證寒證熱證的辨證，另外也要考量年紀大的人心肺功能比較虛衰，所以常常也會用到生脈飲、真武湯這一類有強心作用的藥物，心肺功能得以強化，呼吸系統也會因此獲得改善。有人很喜歡用類似像河車大造丸這種的處方，裡邊甚至有鹿茸粉之類的藥物，實際上鹿茸粉並不作用在呼吸系統。因為喘是與心肺有關，所以我們就一定要加一些定喘的藥。

《傷寒論》作者張仲景先生比較喜歡用厚朴、杏仁，厚朴其實是腸胃的藥，但重點是它有溫中降逆的功效。仲景說喘家作桂枝湯加厚朴杏仁是最理想的，因為厚朴有溫中降逆的作用，杏仁可以止咳化痰、潤肺、降氣。有了強心的藥，心臟功能恢復正常的運作，循環血液供應獲得緩解，肺功能有了這些止咳化痰、潤肺降氣的藥物以後，自然呼吸順暢，氣喘也改善了。

後代根據麻杏甘石湯、麻黃湯開發出一個叫定喘湯的方劑，除了有溫中降逆的功效以外，裡面還有一味白果，有收斂的功效。我們的小青龍湯裡有一味五味子，同樣也有收斂的效果。

氣管功能不好，幾乎是所有年紀大的老先生、老太太共同出現的一種症狀，我們的老祖宗對這種器官本身功能低下衰減的症狀，自古到今累積了相當多效果非常理想的處方和用藥。除了年紀大了機能衰退、器官組織功能衰退以外，氣管功能衰退當然跟我們大環境有絕對的關係，其中一種大家耳熟能詳的氣管病變病名叫做「退伍軍人症候群」，因為捍衛國家安全的軍人到了退役年齡以後，氣管呼吸道的功能已呈現逐漸衰退的現象，雖是以此做為命名，其實是跟我們現代科技文明大有關係。一般人都知道，所有大樓的冷卻水塔必須定期清洗，使用頻率越高，你清洗的次數當然就要越頻繁。不論是旅館、餐廳或一般的公寓大樓，如果冷卻水塔始終在循環使用卻未有效的清洗，而使得空氣受到污染，居住在這個空間環境的人難免氣管功能就會受到影響。

《內經》時代就告訴我們，肺是管皮膚的，所謂「肺主皮毛」，當然也就不是狹義的解剖學中肺臟的肺，而是廣義呼吸系統的問題。既然肺主皮毛，所以對季節的變化會出現非常敏感的反應。

一年有二十四個節令或者叫做節氣，上半年從立春、雨水、驚蟄、春分、清明、穀雨、立夏、小滿、芒種、夏至、小暑、大暑，這是上半年的十二個節氣；下半年從立秋、處暑、白露、秋分、寒露、霜降、立冬、小雪、大雪、冬至、小寒、大寒，結束又從新的一年立春開始。在二十四個節令（節氣）裡，立春、立夏、立秋、立冬叫做「四立」，另外春分、夏至、秋分、冬至稱為「四分」或「四至」，其實春分也可以叫春至，秋分也可以叫秋至，這八個節令都是在季節變化的階段，所有生理功能比較差的、抵抗力比較弱的，尤其呼吸管道的功能比較差的人，一碰到氣候變化，對氣溫的適應與調節就會出現狀況。

所以大家會發現，在四立和四至這些節令生病的人特別多。如果老先生、老太太自己本身懂得節令變化，而隨時調適自己的生活起居並適時保暖禦寒，相信罹病的機率就會相對減少。假如家裡的親人也了解這種節令的變化，對老先生、老太太的身體會產生劇烈的影響，隨時注意老人家健康的狀況，相信生病的機率也會相對的減少。

肺為五臟之華蓋，就像保險公司廣告中的一把五百萬的保護傘一樣保護人體的內臟組織。一旦風寒外感沒有處理好而留下後遺症，無論是從毛細孔或口腔呼吸道入侵，這種外感病邪病毒都會影響氣管功能，有人甚至留下一輩子的後遺症。職業是「

動口」為主的人尤其要注意，老祖宗說「話多傷氣」，肺主氣，肺又主皮毛，如果你是屬於這些每天要講很多話的人，毛細孔就比較容易受損，想不怕冷怕熱（又稱發熱惡寒）也難。

要保持健康抵抗衰老，並不是很困難的問題，如果能戒慎恐懼謹慎小心的隨時注意，而且持之以恆，相信不但不會生病，而且可以達到延年益壽的功效。肺功能跟生命有絕對的關聯，因為人從出生離開母體的那一剎那，就會哇哇大哭，所以叫做呱呱墜地，生出來的寶寶如果沒有哭聲肯定是有問題的。心肺功能的作用是保持心血管的正常跟呼吸管道的正常運作，以維繫我們生命的正常功能，需要我們好好的照顧。

消化腸胃問題

中醫的觀點認為腎是先天，脾胃是後天，所以消化系統就是我們的後天。要孕育下一代必須有健康的後天來製造健康的先天，也就是說要有正常的腸胃消化功能，才有健康的身體，結婚生兒育女綿延後代子孫也才會健康。但是畢竟腸胃是進食消化的器官，難免飲食不當就會導致腸胃發炎。

我們在很多地方都提到，少年戒之在鬥，中年戒之在色，老年戒之在得，所以很多年紀超過百歲的人瑞，你從他們的生活狀況就會了解到，第一當然不能暴飲暴食，第二飲食的內容都很清淡，因為飲食不當就會造成腸胃的負擔。根據現代醫學的報告，人體腸胃裡最保守有三百種細菌，有好有壞，好的幫助你消化，壞的就給你製造很多的問題。所以如果腸胃功能好，能夠充分的消化吸收，人體的健康狀態通常就沒有問題。

潰瘍

很多人擋不住食物的誘惑，什麼東西都是這樣，好吃的沒有辦法控制自己食慾的話，常常就會出狀況。潰瘍其實就像現在建築結構的壁癌一樣，是經過雨水的滲透及風化的作用產生的。喜歡膏粱厚味、刺激性食物，導致你的胃黏膜慢慢被腐蝕了，胃黏膜被腐蝕以後，胃壁就開始有潰瘍的現象。從潰瘍到穿孔，平常的排便就觀察得到，如果大便的顏色呈現黑色，大概跟潰瘍穿孔有絕對的關聯。當微細血管破裂以後，血液慢慢的滲透，由於血液裡帶氧，含有很多鐵質的成分，鐵經過氧化後會變成灰褐色最後到黑色，就像含鐵水果裡的蘋果、水梨，把皮削了，經過氧化就會變成灰褐色。

一般潰瘍會覺得有灼熱感，嚴重的甚至會有刺痛感。要確認是不是有潰瘍或穿孔，不妨做做X光檢查或超音波或掃瞄。從開始的發炎到潰瘍，一定會造成腸子的蠕動緩慢，消化吸收不良，也容易有脹氣的現象。

一般臨床處方用藥會用四君子湯、五味異功散、六君子湯、七味白朮散、香砂六君子湯這些增強腸胃道功能的方劑，我個人則比較喜歡用張仲景的傷寒金匱方，所以最常用小柴胡湯、四逆散，四逆散是從小柴胡湯變化出來的方劑。除此之外，我也常用李東垣先生（李杲）製作的平胃散，因為裡面有消除脹氣的厚朴、陳皮，還有吸收腸管水分的蒼朮，它同時也是非常好的修護藥。四五六七腸胃系統的藥都是建築在四君子湯的基礎上，四君子湯裡有白朮的成分，對腸子或組織的水分或滲出物有很好的吸收的功效，另一方面它有很好的修護功能（在漢朝張仲景時代，蒼朮、白朮是不分的）。不過假如組織已經有潰膿的現象，就要暫時避免用白朮、蒼朮這種藥物。

便秘、便血

一般而言，年紀大的人容易便秘，關係到腸子的蠕動不足，腸子如果呆呆的不動，當然會影響廢物的排出，上述的白朮、蒼朮就有燥溼的功能。飲食方面也要注意，因為腸子必須有充分的水分讓它能夠正常的蠕動，所以我們對很多便秘的人都建議不要吃太黏稠性的糯米、香蕉，及高熱量的巧克力等食物，更不要攝取餅乾、烤炸的食物，因為它會讓腸子的水分減少，而影響正常蠕動，就會產生便秘的現象。

一般臨床上年紀大的人因為腸子蠕動不夠，所以稱為「氣秘」；如果是中風而產生的神經傳導、腸胃蠕動有問題，我們就稱為「風秘」。風秘氣秘一方面要用祛風的

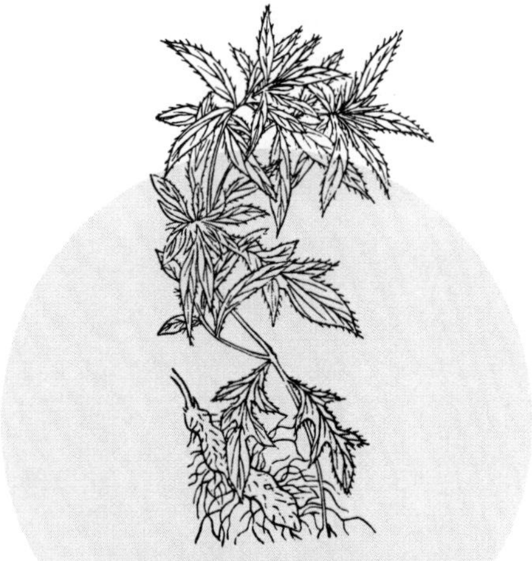

朮：有白朮和蒼朮，辛溫的藥材，作用在脾經，可以吸收腸管水分和滲出物，有很好的修護功能。

藥，像防風一方面能祛風，一方面辛的藥有潤的作用，所以可以幫助大便的排除。

我們曾經看過醫案的記載，清朝吳瑭先生（吳鞠通）在他的《溫病條辨·秋燥篇》裡提到一個病例長達四十九天沒有大便，根據吳瑭先生的醫案報告，最後用烏藥順氣散把它通了，排出四十九粒又黑又硬的糞球，據說拿斧頭都劈不開。另外有一本叫做《濟陰綱目》，是武之望先生寫的婦科學，其中也提到有個病例三十五天沒有解大便。

一般社會大眾跟讀者會覺得不可思議，每天三餐進食肯定有需要代謝的廢物，那些廢物怎麼代謝出去的呢？實際上，我個人也看過最少有五例三十天不解大便的病人。依現代醫學的定義，超過三天不大便都叫做便秘，有些人性子很急，一天不大便就已經緊張萬分了。

我有個病人，老先生瘦骨嶙峋，經常超過一個星期不大便，我們先用了承氣湯類，但效果不是很理想。承氣湯類基本上是適應在熱性的體質，如果是寒性體質，在傷寒方裡也有三物白散，有巴豆這個峻瀉劑在裡面，一定要寒性體質才可以用三物白散，因為巴豆是大熱的藥，就像在中藥材裡有寒的將軍就是大黃，有熱的將軍就是巴豆。

承氣湯類我個人是比較不用，畢竟它的藥效反應都比較峻烈。我個人比較喜歡用增加腸子蠕動的一些藥物，比如增液湯裡有元參、地黃、麥冬，元參、地黃兩味藥都含有豐富的鐵質，對腸子蠕動有很好的功效。我會用小柴胡湯跟桂枝湯合方而變出來的柴胡桂枝湯，用桂枝湯調和營衛，用小柴胡湯疏通三焦，在臨床上有的便秘的病人，用調和營衛或疏通三焦的方式往往可以達到改善排泄的功效，這就意謂著我們人體的營衛系統、三焦淋巴組織輸送系統出了狀況。

重點還是要千叮嚀萬拜託，不要吃黏稠性的食物，包括像糯米類的食物。容易引起腹腔膨脹的甜食也要避免，因為所有的甜食都容易發酵，產生氣體，就像氣球一樣一直膨脹；腸胃一膨脹，當然就容易消化不良，脹脹悶悶的沒有食慾；沒有食慾，就會影響營養吸收供應。我們會發現年紀大的人始終不長肉，瘦如果健康倒也罷了，瘦到沒有精神體力，奄奄一息的話，也是一件很痛苦的事。

便秘大的分類有屬於陽實便秘的，有屬於陰結便秘的，要先掌握陰陽寒熱屬性才能選方用藥。一聽到便秘就使用軟便劑，包括灌腸的一些藥物，肯定不是正確的治療方法。假如有內、外痔瘡的人，排便時用力擠壓導致門靜脈血管破裂，就會出現便血的現象。

另外我們也要考慮飲食方面，一般如果有器官的病變，通常我都會再三叮嚀胡椒粉絕對不要碰，臨床的觀察發現，生薑、大蒜、辣椒、咖哩等造成便血的機率微乎其微，不過口味不能太重，唯獨胡椒粉會產生難以想像的反應。我們就有位二十出頭的年輕患者攝取了過量的胡椒粉，結果有一天血從肛門噴射而出；另一位年紀較大、氣管功能的微細血管比較脆弱的，攝取胡椒粉之後引發咳嗽，結果咳出一整坨的血塊，這是我個人在臨床上觀察得到的結果。

談到這裡，雖然我們是在討論抗衰老的問題，但是有個病例我覺得必須提出來：一位劉姓高中生從出生到念高中，每天大便都有血，有十多年的病史。他在一家大醫院做過胃鏡檢查，根據他的口述，說醫院發現他的腸子就像被蜜蜂螫過，叫做馬蜂窩，也就是說他的腸子有密密麻麻的出血點。依現代醫學的觀點，給他用一些止血藥應該很快就能獲得改善才對，但是十多年來並沒有緩解。

我們給他兩個星期的療程，血就完全止住了，到現在為止好幾個月過去了都沒有再出現便血的現象。我先是在飲食上特別叮嚀對某些食物要有所禁忌，重點是我的處方除了用樂適舒之外，另外也用四逆散，因為裡面有芍藥、甘草，一方面有很好的修護作用，二方面有很好的止痛效果。止血藥我是選擇紫菀、仙鶴草、白芨（有止血和修護作用），以及花生衣，這是非常好的抗凝血的藥物，就這樣讓他困擾了十多年的問題獲得緩解。

比起小朋友，年紀大的人任何部位的血管壁都是比較硬化沒有彈性，閩南話叫做酥酥的，所以一旦不小心、過度疲勞，常常就導致血管壁破裂，因此飲食禁忌一定要確實執行，不要貪口腹之慾，這是最重要的一點。如果怕嘴巴太乾，在《醫方集解》後面的「勿藥元詮」裡就特別提到，舌頭可以在口腔不斷攪動，把舌頭頂到上顎，玉液津生讓你的唾液增加，就不會有口乾舌燥的狀況。

這不由得讓我想起一個人。九二一大地震的時候，我們有一位中醫前輩，住家建築物是在六樓，結果大地一震六樓變成地下室，人被建築物給活活掩埋了。就一般人的看法肯定沒命了，所以親朋好友就事先準備好料理後事所需的物資。沒想到當他從瓦礫堆裡被挖出來的時候，竟然全身完好如初，連一處擦傷都沒有；不但活生生的，思考語言行動也都毫髮無傷。

根據這次寶貴的經驗，他告訴關心他的這些親友：第一，當人碰到緊急危難的時候，常常會方寸大亂，在這種狀況下他就會按壓百會穴（頭頂中線與耳尖連線的交會點），這能夠幫助他保持清醒的思考，不會有慌亂的現象；只要一亂，肯定行動語言及各種表現就會失序。第二，他被整整掩埋了三天，七十二個小時未曾進食，往往會造成年紀大的人血糖偏低，以及脫水虛脫的現象，所以他一直在上脘、中脘、下脘按摩搓揉，讓大腦產生飽足感，不會有飢餓虛脫的現象。最後，尿液會把體內的水分代謝掉，卻又沒有辦法補充水分，因此很容易發生脫水的狀況，所以他就按壓人體腳底正中央的湧泉穴，既然叫做湧泉，就像泉水湧現一樣會補充人體所需的水分。

就這樣三個穴位輪流按壓，按壓湧泉可以止渴；按壓上脘、中脘、下脘、天樞穴，可以不會有飢餓的感覺；按壓百會穴讓整個思維不會慌亂，就不會產生恐懼感。七十二個小時出來以後，竟然一切都正常。提供這個例子，就是要告訴老先生、老太太，一旦碰到狀況，千萬不要慌亂，只要人能鎮靜，就可以讓一切的生理運作維持正常，不容易出狀況。

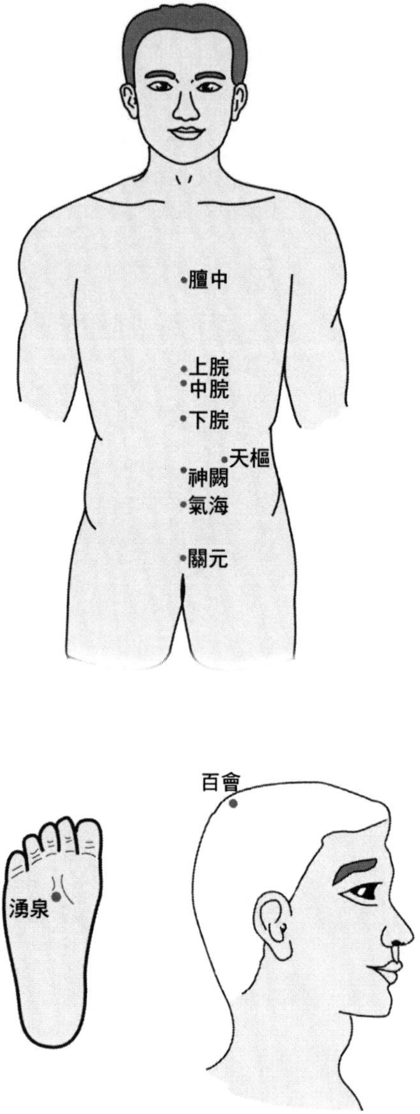

好逸惡勞本來就是人之天性，如果再加上貪口腹之慾又不運動，那些沉澱在我們腹腔的脂肪、蛋白質日積月累，人就變成中廣公司。一般人過了中年體重就慢慢增加，腰圍也慢慢膨脹，在現代社會肥胖症佔的人口比例越來越高，所以如何消除脂肪沉澱，也是探討防老抗衰主題裡很重要的一環。

大家都知道缺乏運動是主因，所以當務之急是養成運動的習慣。最簡單的可以在自己家裡做，老祖宗說「飯後百步走，活到九十九」，運動不僅能夠瘦身，還有延年益壽的功效，到公園或學校做慢跑或急行的運動，出一點汗，讓沉澱在體內的蛋白質、脂肪燃燒一部分，自然就有瘦身的功效。也可以打打太極拳、練練氣功，這些對體重的減輕都很有幫助。飲食方面不要太過講究，那些大魚大肉都有高熱量、高脂肪、高蛋白的成分，要不堆積沉澱造成體重增加身材肥胖是很難的。

除了適度的運動、飲食的控制，我們也不妨配合藥物的治療，《內經》時代就已經告訴我們「肥人多痰」，中醫的痰是非常廣泛的，黃黃濃稠稠黏黏的叫做痰，稀稀白白泡沫狀的叫飲，痰飲就是黃白相間，日本漢方醫家稱痰飲叫做水毒，我想這也是一種另類的觀念。由於體內的水分阻礙了正常生理功能的運作，而出現這種肥胖體型，要減輕體重，選擇的處方用藥裡我們就會用到化痰的藥。

在所有的化痰藥物中使用頻率最高的大概就是二陳湯了，裡面的陳皮、半夏由於所含的精油跟所謂的生物鹼成分，如果一採收就使用的話，陳皮的精油會很高、刺激性會很大，口感也比較差；而半夏所含的生物鹼一採收沒有經過炮製，對人體的某些系統會產生副作用。所以二者都一定要放久一點，如此藥性就會變得比較溫和。這兩味藥本身都有化痰的功效，再加上茯苓跟甘草，甘草可以制衡陳皮、半夏辛烈的藥性，茯苓則透過淡滲利尿的功效，把痰飲代謝到體外。肥胖體質的人，我們有快到一個星期減四公斤、一個月減十二公斤的醫案紀錄。

一般臨床上用來減輕體重的，很多都用到類似麻黃素之類的藥物，嚴重的會造成心臟衰竭，有危及生命的副作用，有的則可能造成厭食症而損及健康，我們使用這種溫和的藥性消除脂肪沉澱，並不會有任何的副作用產生。除了用二陳湯，我還會用佛手散，因為氣行則血行，原理就是透過血液的循環增加代謝的功能。臨床上我個人最常搭配佛手散、二陳湯使用的一是玉竹、一是黃精，它們能讓你不會有飢餓的感覺，你就不會嘴饞，就不會一直想要吃東西。

此外我也常用白芥子，藥物學說它可以消除「皮裡膜外」的痰飲。當然也用有利尿作用的冬瓜子、車前子，尤其是車前子，它可以透過利尿的方式把沉澱在人體裡的水分代謝出去。車前子加上與半夏同屬天南星科的蒟蒻粉，你可以用一‧五克的劑量，放在容器裡加入一百度的五百CC開水沖泡，它就會產生膨脹的作用，讓你的腸胃有飽足感，這樣就不會嘴饞，不會一直想找東西吃，體重肯定能維持相當良好的標準，而不會導致出現肥胖的現象。

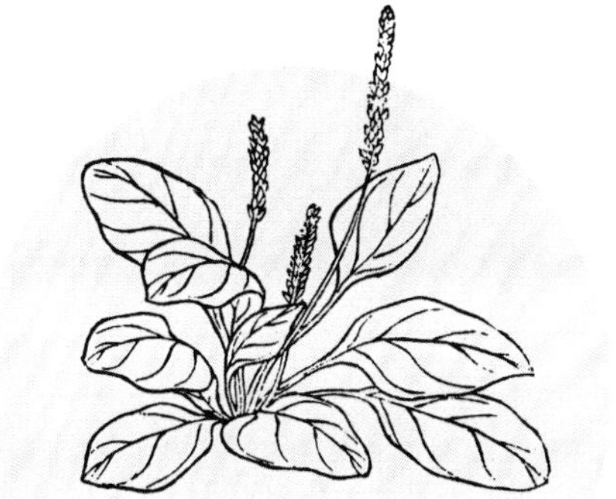

車前子：有相當好的利尿作用，把沉澱在人體裡的水分代謝出去，所以就有減輕體重的附帶效果。

民間有這麼一則傳說，一位母親對自己的女兒跟媳婦有差別待遇，對女兒當然比較偏愛。由於番薯比較便宜，芋頭比較貴，所以這位母親每天就把芋頭給自己的女兒吃，把番薯給自己的媳婦食用。結果長期下來，媳婦的身體越來越壯，女兒卻越來越消瘦。一般人不太知道蒟蒻跟芋頭、半夏都是屬於天南星科的植物，相較之下，番薯所含的澱粉跟營養肯定是比較高的。只是時代不同了，現在疼女兒可能真的要多給她吃可以減重的芋頭。

長期食用天南星科的植物對瘦身有很大的幫助，針對因肥胖而導致百病叢生，有些研究機構發現，吃了天南星科的植物以後，竟然血糖穩定了，三酸甘油脂回復正常，血脂肪也因此而穩定了。像這樣子一舉數得的食材，我相信比較能夠受到社會大眾消費者的接受。

將近二十多年來，台灣地區最早是從台東農業改良場開發出蒟蒻產品，到今天為止不僅僅有前面所述的作用，更成為素食者的聖品。早期吃素的大部分以黃豆製品為主流，由於黃豆含有很高的普林或稱為嘌呤，因此素食者竟然尿酸痛風的罹患率很高，原來是豆類所含的嘌呤成分導致尿酸痛風發作。自從有蒟蒻取代黃豆類的製品，就成了素食者的主流。但說個題外話，我總感覺到既然是素食，為何要做成雞、鴨、魚的形狀，那豈不表示你的腦袋瓜子裡還殘留著想吃這些雞、鴨、魚肉的思想概念，六根沒有辦法清靜。

肝膽腎疾病（糖尿病）

為什麼會罹患糖尿病，首先與家族遺傳有絕對的關係，我們家是糖尿病家族，我老爹、大哥、大姐、二姐全都罹患糖尿病，因為大姊、二姊在東部，沒有一般醫學常識的概念，所以都造成視網膜的病變，眼睛失明。一般糖尿病的病患，容易出現腦血管以及視網膜的病變，也容易出現心臟血管的病變，最後導致神經傳導發生問題。糖尿病人口到底有多少，似乎沒有確切的統計數據，總之人數之多在十大疾病排行裡總是有它。

其次是與飲食有絕對的關係。一般膏粱厚味比較容易出現這種病變，現代醫學把它分成老年型糖尿病、幼年型糖尿病，又把它分成依賴型糖尿病及非依賴型糖尿病，他們的論點認為胰島素分泌失調，有的出生就發現血糖偏高，判定要一輩子服藥控制。

傳統中醫的觀點並不那麼悲觀，所以我們透過很多的處方用藥，發現血糖都能呈現在穩定的狀態下。一般幼年型糖尿病，我們用六味地黃丸的機會比較多，老年型的則常用腎氣丸。我個人由於有家族遺傳的傾向，所以在飲食上所有澱粉類的食物很少接觸，就像我們中醫界的耆老姜通老道長，據說已經好幾十年不吃飯了，他也很擅長治療糖尿病。

除了腎氣丸，我個人最常用的還包括生脈飲：人參、麥冬、五味子，甘露飲也是；另外還有蘭科植物的石斛，葫蘆科植物的天花粉和地黃同科的玄參。

有一份臨床報告指出，一位鄭先生提供一個偏方叫做煮飯花根，藥名叫做日日春，它的根部外型跟地瓜一樣，有開白花的，有開紅花的，一般血糖大部分都是屬於氣分病，中醫的辨證論治告訴我們氣分病會口渴，血分病不會口渴，糖尿病稱為三多症，吃得多、喝得多、尿得多，所以肯定會口渴。除了遺傳的因素，有的時候外感也會影響胰島素分泌失調，而出現口渴的現象，就是屬於氣分病，臨床上一定會有煩渴的症狀。

我們會用《傷寒論・陽明篇》裡的白虎湯、白虎加參湯、竹葉石膏湯這些方劑，治療外感造成的胰島素分泌失調有非常好的效果。竹葉石膏湯加四物湯，再加黃耆和黃芩，稱為黃耆竹葉石膏湯，對有貧血現象的糖尿病，血糖穩定有非常理想的效果。前面介紹肥胖症時曾經提供兩味藥玉竹和黃精，對血糖穩定也有非常好的效果，我們處理過的糖尿病病患數目，已經不只幾百幾千了。

除了方劑的運用，另外在飲食上，我們也講過一定要有克制口腹之慾的毅力。在輔助療法的部分，我們觀察台灣土產的番石榴有相當的治療效果，在土番石榴還沒完全成熟之前，就先採收曬乾，曬乾以後可以沖泡當茶飲用，據說對血糖穩定有相當好的效果。另外葫蘆科的所有食物包括冬瓜、絲瓜、胡瓜、苦瓜也都有很好的效果，有人把原生種的苦瓜切片曬乾，然後像茶飲一樣沖泡，據使用者的報告，對穩定血糖的效果也相當理想。

糖尿病是很棘手的病，一旦罹患，一輩子擺脫不掉。我個人的感覺是，你自己對飲食要能充分控制，還有絕對不能太過疲勞。我們發現有很多糖尿病患者，往往因為疲勞過度導致腎臟或腸胃功能受到影響，而呈現血糖不穩定的狀態。所以日出而作日落而息，生活起居規律，飲食有節制，比服用任何一種藥物都來得理想。

西方醫學現代醫學除了口服因素林、注射因素林之外，似乎到現在為止還沒有更理想的治療方藥，而且後遺症現在大家都已經有目共睹，尤其是可能給男性帶來性功能的障礙。如何運用傳統醫學讓這些症狀獲得改善，是我們從事傳統醫療工作者的責任。

糖尿病最容易併發腦血管病變，包括中風病者很多都是由於罹患糖尿病所致。其次是容易造成視網膜病變，有位前政治領袖就是因為糖尿病影響視力幾至全盲。三是心臟血管病變，有的必須裝置心臟節律器。四是神經傳導發生問題，有的甚至遭到截肢的命運，不可不慎。

泌尿疾患

年紀大的人往往會產生頻尿的現象，尤其是到冬天，天氣越冷，半夜起來尿尿的次數就益發頻繁，我們曾經看過有些老公公、老奶奶，一個晚上要起來七、八次的，幾乎每個小時、甚至每半個小時就要起來尿尿，經過現代醫學的檢驗，確定並沒有尿道發炎、尿路感染的現象。

老奶奶跟生兒育女的多寡有很大的關聯，早期的女性生兒育女是生到不能生，現代的女性是根本就不想生，所以現代的女性到了老年階段可能頻尿的情形會少一點。女性懷孕後期往往胎兒會壓迫到膀胱括約肌，膀胱就像橡皮筋或是像吹氣球的一種效應，變得比較沒有彈性，所以很容易產生遺尿或者失禁的狀況。

老公公往往是因為前列腺（又稱為攝護腺）有問題，第一跟忍尿有絕對關係，第二是使用性交中絕法，由於早期家庭計畫沒有普及推廣，很多人要擔心生太多的子女，所以會使用性交中絕法。前列腺在尿道的旁邊，一直忍尿或使用性交中絕法就會使前列腺一直擴張，最後尿尿就會滴滴答答。

遺尿與失禁則有程度上的不同，遺尿是自己有點感覺，一般膀胱貯尿的容量到三百ＣＣ時，就會反射到大腦並通知大腦現在已經有尿意，你就要隨時準備尿尿；一旦它貯尿的容量增加到七百ＣＣ，小便就來不及了。事實上排尿就像家裡的地下蓄水池有一個球的裝置，當頂樓蓄水池的水下降到某一刻度時，就會通知地下蓄水池的那顆球，產生一種反射作用，啟動馬達抽地下的水到樓上的蓄水池裡，這個作用機轉跟人尿尿的反應很類似。

不過我們曾經介紹過，膀胱括約肌、膀胱閉肌跟肛門括約肌、肛門閉肌的作用是很雷同的，都可以隨自由意識的操控。拿我自己做個說明大家會更清楚，有一年我從台中上車要回台北，當時我就感覺到有便意，包括大、小便，可是一直忍耐著。當年的車程最保守要兩個小時，如果有輔助的方法，可以讓你的二便忍受更長的時間，就是在手厥陰心包經的內關穴用力按壓。我一上車就左手壓右手、右手壓左手的內關穴（小臂內側，手腕橫紋上約三指處）。

與遺尿不同，失禁往往是沒有感覺的。實際上頻尿、遺尿、失禁除了跟實質的器官有絕對的關係以外，往往也與大腦中樞神經的指揮系統有關聯。

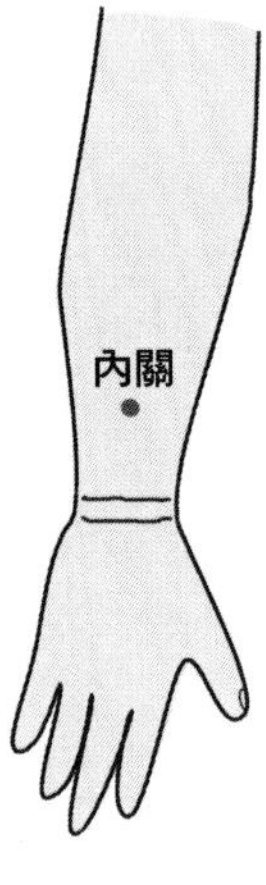

年紀大的人有這樣子的臨床見證，就必須透過醫藥的治療，我們最常用到的有腎氣丸，不管男性、女性都有很好的治療效果，也可以用桑螵蛸散、桂枝龍骨牡蠣湯、益智仁、覆盆子、蓮蕊鬚、白果、五味子、五倍子，這些藥對頻尿、遺尿、失禁都有非常好的作用。

至於攝護腺，有的人透過現代醫學的外科切割手術，事實上現代攝護腺的外科手術非常方便，把手術刀上麻藥直接從尿道進去，將肥厚的前列腺刮除，排尿就會順暢了，可是復發的機率很高。

如果能夠中西醫結合，對於老人的遺尿、頻尿、失禁、前列腺肥厚是一大福音。

《黃帝內經・四氣調神大論》裡

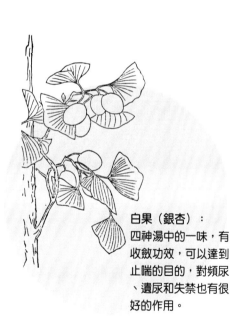

白果（銀杏）：
四神湯中的一味，有收斂功效，可以達到止喘的目的，對頻尿、遺尿和失禁也有很好的作用。

強調：「聖人不治已病治未病，不治已亂治未亂。」亂已成才要治，病已成才要用藥，就像臨渴掘井，就像戰爭了才去打造兵器，豈不是為時已晚？在《醫方集解》中的「勿藥元詮」敘及《內經》從飲食起居平常的作息來提醒我們：看東西看太久叫做「久視傷血」，另外有的人很懶一天到晚躺在床上，就會造成「久臥傷氣」。

再以我自己為例，我曾經在林口長庚醫院看門診，從早上八點半一路看到下午三、四點，幾乎六、七個鐘頭沒起身，沒喝一口水，沒去撒泡尿，這其實很不合乎養生之道，因為「久坐傷肉」，很多坐辦公室的人也是這樣，這個肉當然包括我們的肌肉組織。很多人因職業上的需要，一站就是一整天，就是「久立傷骨」。或是走路走太多，「久行傷筋」，走路走太多會傷筋骨。所以什麼事情都要適可而止，不然各部機能都會受到傷害。

6 長青：老彌堅

腰痠背痛、骨質疏鬆

很多從事勞力工作的人，拉板車可以拉幾千斤，長時間下來就導致腰痠背痛。一旦呈現腰痠背痛的狀況，就意謂著骨質密度有嚴重流失的現象，要常常服用含有豐富膠質的食材或藥材。先父從事四十多年的醫療工作，他特別介紹有幾味的藥材對腰痠背痛、骨質疏鬆、關節退化疼痛，都有相當的功效。

在我的記憶中，以前我們在苗栗大湖的鄉下有一位臥床十八年的老先生，經過先父的用藥，竟然可以站起來正常的運動，而且延長了很多年的壽命。其一是構樹根，只要摘除它的葉子或用鐵器劃破樹皮，就會流出白色的汁液，桑樹，包括橡膠、漆樹都會有這樣的反應。第二是楦梧根，目前似乎已有科學中藥藥廠在生產。其三是雞血藤，它是豆科蔓藤類的植物，用鐵器砍掉一節，流出的汁液就跟我們血液一模一樣。

往下肢發展會發生作用的就是牛膝。最簡單的幾味藥，在鄉下當年大家都一樣窮，在連杜仲這一類貴重的藥材都沒有使用的情形下，臥床十八年的老先生服用以後竟然可以起床正常的行動。

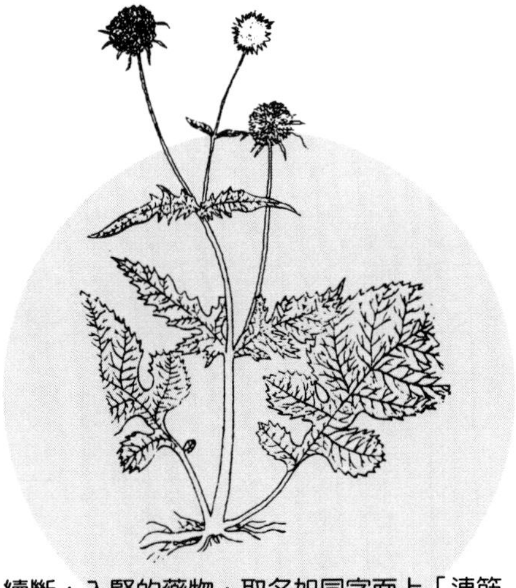
續斷：入腎的藥物，取名如同字面上「連筋骨斷裂都可以接續回去」的意義。

我是接受一部分老爹傳承下來的這些處方用藥，再運用科學中藥的濃縮藥粉，製作成一劑叫做加味四妙散，它是建築在二妙——蒼朮、黃柏——之上，加懷牛膝變成三妙，再加薏苡仁就變成四妙；然後搭配張仲景的芍藥甘草湯，加上《金匱要略》裡的桂芍知母湯，裡面有附子劑跟芍藥、甘草搭配，就是治療疼痛非常理想的藥物，當然我們也加了延胡索、黃精、骨碎補、續斷。

有一位社會大學的學員有腰痠背痛、骨質疏鬆、關節退化骨刺等症狀，服用以後發現療效非常理想，回福建時發現福州老鄉很多跟他一樣出現這些老人筋骨的病變，就把我給他的加味四妙丸、加味四妙散給年高的老鄉親服用，吃了以後跟他一樣有顯著的改善。

另外，我建議有這些症狀的老太太、老先生，可以配合富膠質的食材或藥材。有時我提到可以多吃牛筋、豬肉的蹄筋、豬腳、豬皮，大家一聽就嚇得皮皮挫，說這樣豈不是會讓膽固醇沉澱，讓膽固醇過高。我就提醒他們，如果擔心膽固醇過高，在熬煮時加入大量的蒜瓣，這些蒜瓣肯定會把膽固醇消除掉。也可以食用零膽固醇的海參，你可以先浸泡，然後慢慢煨透。我們也可以運用像地瓜葉、川七葉、莧菜等素材，反正只要是滑滑的、黏黏的、脆脆的食物，裡面就一定含有很豐富的膠質、磷鈣的成分。拿海帶來說，用一般的筷子還很不容易夾起來就可想而知。

還有更妙的一味，當你排便不順暢時，我們建議到市場買秋葵，像羊角一樣短短的，把頭尾切除，先準備好一鍋開水，洗淨後丟在開水裡，燙個一分鐘，就趕緊撈起來沾醬油膏或其他調味料吃。一方面可以滑腸幫助宿便的排出，另一方面根據研究報告告訴我們，秋葵這種錦葵科的植物，可以比美一顆雞蛋的營養物質，確實是一舉數得。我覺得是很值得推廣的一味食材，可以充分修護骨質密度，腰痠背痛、關節退化、骨刺所產生的一些疼痛也會迎刃而解。

失智症

現在世界的老化人口越來越多，所謂的「雷根症候群」，也就是一般稱為老人癡呆症的患者也隨之增多，中國人尤其不喜歡讓人家知道家裡有這種阿滋海默氏症的老人家。現代醫學不斷的研究，甚至動用了幹細胞治療的方法，但是到今天為止，成效並不見得很理想，因為大腦細胞已經有發生變異的現象，要讓它的功能恢復是有點困難。

阿滋海默氏症跟巴金森氏症好像孿生兄弟，巴金森氏症的症狀也是因為大腦細胞的退化，首先望診時兩眼無神，講話有時嚴重到不能夠正常的發音，小腿肚也就是腓腸肌緊繃，造成行動的不方便，還有由於重心不穩，常會感覺要摔倒，手會一直顫抖得很嚴重，大部分都出現在單側，至於左右手則因人而異，有的會出現一直流口水的情況。

針對上半身的症狀，我們用甘麥大棗湯，加丹參、竹茹；出現在下半身的，我們會用芍藥甘草湯，加懷牛膝、木瓜。芍藥、甘草、秦艽、柏子仁、遠志這些藥，都可以作用在大腦，產生抗痙攣的反應。有一位快九十歲的老阿嬤，剛開始手腳抖動都很嚴重，經過這樣子的用藥以後，症狀都緩解不少。

到底阿滋海默氏症或多巴胺異常會不會有遺傳的傾向，目前有待現代醫學的研究，不過畢竟很難做實驗。阿滋海默氏症、巴金森氏症都有共同的症狀：最後會喪失行動的功能，有的就必須臥床，但實際上越是躺著不運動，功能的退化就會加速的呈現，像某研究院的副院長，他是全世界最有名的歷史考古人類學家，做過腦細胞的移植，結果也沒有獲得改善。最令人欽佩感動的就是一位知名度非常高的音樂家、作曲家、指揮家，用他的毅力、恆心克服巴金森的症狀。

年紀大的人我們會發現，有的時候就好像回到了嬰兒期，事實上這與失智症是有關聯的，我們曾經看過這種病例：明明五分鐘前才吃過早餐，可是一轉身就問家裡人他的早餐午餐晚餐吃了沒。嬰兒期的中樞發展緩慢，所以拿任何食物給他吃他都照單全收，也就造成腸胃負擔增加。腸胃負擔一增加，食慾受到影響，排泄功能混亂，嬰兒的成長發育會受到影響。年紀大的人也一樣，才剛吃完，他又告訴你他還沒有吃，你又拿東西食物給他吃，當然就造成了消化不良的現象。所以我們主張任何人其實都應該定時定量，什麼時間該吃三餐、三餐的食量多少，都要有一個定量的分配，這樣子的話就可以確定老人家是不是吃過了。

有種說法認為要延緩癡呆就要隨時激活腦細胞，好些人認為方城之戰是不好的，其實換個角度思考，打打麻將能刺激腦細胞，讓它變得比較靈活，可以延緩癡呆，未必不是一個好現象。無論如何，多活動，多用腦，肯定對抗老有幫助。

睡眠問題

老年人最常見的問題之一就是睡眠障礙，用任何方式都很難解決。有人說你可以數羊，或者從一數到一百，結果你數到三隻羊五隻羊時，還可以考慮把羊拴在陽台上，當你數到十隻羊的時候就開始煩惱，那些羊要安置在什麼空間裡，數到一百隻整個客廳都是羊，當然就睡不著了。

上了床時沒有一點睡意，坐在客廳看電視卻一直打盹，你悄悄的把電視關掉，他又立刻醒來，實際上這就是老化的現象。

針對這種睡眠障礙，當然我們先要找到問題的重點，再提出治療的方式。我們可以用鎮靜安神的藥物，比如在《金匱要略》有一個方叫做酸棗仁湯，酸棗仁湯實際上是主治因為「肝虛勞」造成的症狀，所謂的肝虛勞包括太過勞累、太過疲倦、太過消耗體力而造成肝臟呈現疲勞現象。酸棗仁湯有甘草，是安神的藥，還有茯苓、知母。

睡眠障礙往往是因為精神的過度亢奮，前不久我在馬來西亞做了三場演講和一場學術研討會，其中有一位來跟我診的當地中醫師後來告訴我，當病者問老是睡不著怎麼辦時，他就說「你睡不著我就拿石頭來壓你」，那個就是鎮靜，果然每一個睡眠障礙都有改善。譬如用桂枝龍骨牡蠣、柴胡加龍骨牡蠣，龍骨是動物千百年前的化石，牡蠣含有很多磷鈣的成分，可以安定神經，有一本書就提到「蚧類潛陽」，牡蠣、珍珠母這些都是屬於蚧殼類動物、含有磷鈣成分的藥材，尤其是珍珠母、石決明，就真的如這位醫師所說的，拿石頭來壓你，就讓你睡得很好了。

一般我們也可以用食材相助，不過一定要先辨證論治。包括桂圓肉（龍眼肉），可以跟百合一起泡茶飲用，也可以用來熬煮稀飯，臨睡前飲用。不過一定要寒性體質的人才合適，如果本身口乾舌燥、嘴巴破、眼睛充血、大便便秘、尿尿短赤，龍眼乾是屬於燥熱性的食材，就不太合適。

如果是屬於虛熱性體質，就可以用百合、柏子仁，用酸棗仁當然也可以，把它們包在一個布袋裡，柏子仁和酸棗仁可以先在擂缽裡先擣一擣，沖泡茶飲當茶喝、熬煮稀飯都可以。這些都有安神的作用，會讓你的睡眠獲得充分的改善，而不會有任何的副作用。

至於整天都是昏昏沉沉愛睡覺的人，肯定是大腦缺氧的狀況，我們就必須用強心的藥物，依然也是要辨證是屬於寒證還是熱證，寒證一定要用熱藥，熱證一定要用寒藥。熱證可以用生脈飲，寒證可以用四逆湯、真武湯，強心的藥物一定要用到。

更年期

一般女性七七四十九歲就是更年期的年齡，我們也提過，男性同樣有更年期，但是大多比女生晚十年以上，因為男生是以八為週期，八八六十四歲，就晚了十幾年才會出現。

一般女性在更年期時段裡，經常就會看到乾燥症，包括眼睛乾燥、皮膚乾燥，甚至生殖系統乾燥者比比皆是。像這樣子既然是燥熱性體質，對所謂的乾燥症，我們就一定要用滋陰養血滋潤的藥物，如枸杞的根叫做地骨皮，就是滋陰養陰的藥，北沙參、玄參，尤其玄參特別提到可以瀉無根之游火，此外還有藥材裡相當貴的鱉甲，鱉甲又叫甲魚，牠的甲殼所含的膠質非常豐富。

也就是說，我們會選擇膠質豐富的食材，像海參，像蹄筋；植物性的也有，像黑木耳、海帶、川七葉、地瓜葉這一類，黏黏滑滑脆脆的，一樣含有非常豐富的膠質成分，它可以潤滑、可以滋潤、可以補充我們磷鈣的不足，而達到滋陰養陰補血的效果。不論食材或藥物，只要有黏黏滑滑脆脆的口感的，都具有修護、滋補作用，在拙著《張步桃談植物養生》中的食療歌以及抗衰老的材料中比比皆是，如蘭科植物、睡蓮科植物、旋花科植物，種類繁多不及備述也。

只要含鐵的食物、藥材，都有補血的作用，像牛奶、豬肝，蔬果中的蘋果、葡萄、菠菜，中藥材裡的阿膠、雞血藤，中藥方則以有當歸和黃耆的補血湯效果最是顯著。有位醫護人員醫檢時測出血紅素只有八（正常值女性是十二，男性是十四），服了上述的方藥一週左右上升為九，第二週為十，第三週十一，距離正常值只有一，這是我臨床正式觀察的結果。

至於男性的生理現象，一旦進入更年期，平日並不覺得有任何異狀。當然每個人際遇不同，碰上的狀況自然有異，但不論如何，並不像女性更年期有臉部潮紅、心悸等具體且普遍的症狀。

老年憂鬱症

年紀大產生憂鬱症最悲哀的莫過於經濟獨立的問題。我們客家長輩就講了一句話，我覺得不無道理：「親生的兒子不如你荷包的錢。」荷包有錢，就不必伸手向晚輩要錢，想出國旅遊不用看晚輩的臉色，隨時行動方便。所以經濟方面一有問題，是很有可能造成憂鬱症的。

有人把台灣所有的財產處理掉以後，到國外跟著兒女一起過生活，由於地理環境的改變、生活環境的變化，老先生或老太太不能適應，想回台灣，根卻已經沒了，如此進退失據，你要叫他不憂鬱也難。還有很多白髮人送黑髮人，這些老公公、老婆婆心裡往往會產生極強烈的憂傷。

老年憂鬱症的原因種類繁多，每個人煩惱的內容是不盡相同的。一般來說，我們可以用安神鎮靜的逍遙散、加味逍遙散、溫膽湯、甘麥大棗湯、百合地黃湯，解鬱我們可以用鬱金、香附、遠志這些藥物，相信是很好的一種處方用藥。至於脾氣變壞的話，跟睡眠障礙是有異曲同工的效果，總是要找到他的脾氣變壞的根源，解鈴畢竟還是需要繫鈴人。

第三篇 養老

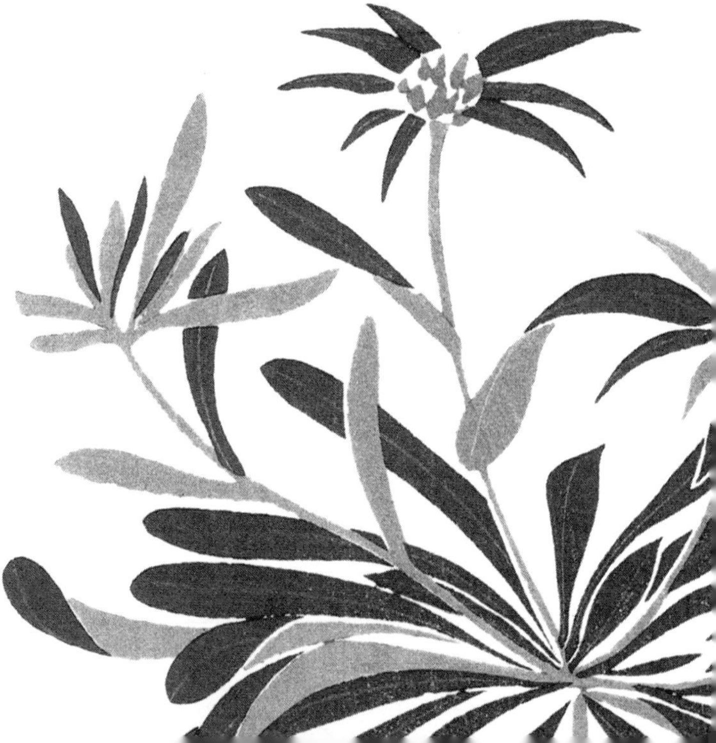

7 保養與滋養

養身，更要養心、養性

我們常說保養保養，接下來就要談到怎麼樣滋養。養的意思包括大的食物營養的養，實際上範圍就涵蓋了藥物、食材這些滋補的養護功能，所以養在整個抗衰老的範圍裡面，是非常重要的，從飲食來達到保健的目的。

我們介紹過一個一百零四歲的老人，他生活很儉樸、單純、清淡，不讓腸胃消化系統增加負擔。我們也提到中醫大老姜通老醫師，他不吃紅肉，不吃那些東西就可以減少我們腸胃消化系統功能的負擔，他每天只喝六大杯的牛奶，只要有充分的營養維持，當然就不會增加內臟組織的負擔。

這種養要靠自己，而且不是只局限在飲食方面，包括個人的心、性，有的人很固執，這樣子就會影響循環障礙，鬱卒的人就愛生氣，處逆境而鬱鬱寡歡的人很難讓自己的心情舒緩，處順境而有了很好的經濟環境以後，就會縱情酒色財氣。如果你不能控制這些，依然還是會破功的。

養和滋養有程度上的不同，養可以藉助各種方式，包括身心靈的調適，以達到生理心理的平衡，像打坐，打太極拳、八段錦、五禽掌或其他各種養生方術以達到延年益壽的目的。滋養則是利用各種營養物質給予人各部器官補充滋潤，陽虛補陽，陰虛補陰，陰陽俱虛則陰陽雙補；氣虛補氣，血虛補血，氣血俱虛則氣血雙補。肝心脾肺腎五臟有任何臟腑功能虧損，則針對該器官給予某些食材藥物以滋養。

要養還要守

知道了養以後，接下來要知道怎麼守。首先，如果有生理上的一些問題，就要認真服藥；其次，要好好的攝取營養。這兩個動作一定要持之以恆，從初發病就開始要透過藥、食的治療，一般很多病要不藥而癒的話是不太可能的，尤其病情漸漸加重，更是要有耐心。我們看過一個心臟病的林姓病患，本來大醫院已經要建議他做換心的手術，結果來我這裡吃了一陣子的藥以後，他自己告訴我們說他已經可以做不要太劇烈的慢跑活動，親屬聽到了也非常的高興。結果自己疏忽了，大概有半年的時間沒有繼續的服藥，最後心臟病終於發作，而結束了他寶貴的生命，真是非常的可惜。

大家都知道藥物有味道的不同，酸、苦、甘、辛、鹹，每一個不同的屬性會作用在不同的器官，酸入肝、苦入心、甘入脾、辛入肺、鹹入腎，藥物如此，食物依然是如此。胡椒、生薑、大蒜、辣椒、咖哩等等重口味的東西，說是調味料也可以，說是食材還更貼切一點，這些刺激性的食物，往往會對人體的某些器官產生劇烈的反應，前面提過一個吳姓小男生，才二十出頭，可能原來有內痔或外痔，吃了胡椒粉以後，血竟然從肛門噴射出來。如果是年紀大的人，氣管功能比較差的，吃了胡椒粉往往會咳出一大坨的血塊。依我個人的觀察，大蒜、生薑、咖哩、辣椒所產生的反應比較沒有那麼劇烈。

所以在飲食上有很多的食材、藥材，我們就要了解個人的身體狀況，一定要徹底的執行，很多該禁忌的，就一定要做到。第一個就是燥烈的食物，剛剛提到的就是燥烈的食物，除此之外很多苦寒的，藥材部分例如大黃、黃連、黃芩、梔子、黃柏，這一類的藥材都是大苦大寒的，因為病情的需要，你使用對應的藥物處方來治病，那是天經地義。是熱證就一定用涼藥，像陽明病我們會用到白虎湯，裡面的石膏、知母就是屬於寒涼的，承氣湯裡面的大黃、枳實，也都是屬於寒涼的藥。熱性病用寒涼的藥，寒性病用熱藥，我們的三陰篇用四逆輩，裡面有附子、乾薑，其實甘草也是屬於辛溫藥的一種，用熱藥治寒證，用寒藥治熱證，這個我們稱做所謂的正治，或稱正面治法。

當然有正治法就一定有反治法，反治法是以熱藥治熱證，以寒藥治寒證，如《傷寒論》少陰病出現下利用白通湯（附子、乾薑、

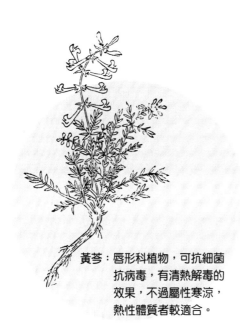

黃芩：唇形科植物，可抗細菌抗病毒，有清熱解毒的效果，不過屬性寒涼，熱性體質者較適合。

蔥白都是熱藥）是正確的治法，可是效果不佳，於是加了人尿及豬膽汁這兩味鹹寒、苦寒的藥，就叫反佐。又有下利便膿血時用桃花湯（有赤石脂、乾薑、糯米三味藥），其中的乾薑也是反佐。

另外金元四大家之一的李杲（李東垣）有一滋腎丸（又稱通關丸），裡面用知母、黃柏兩味寒藥滋腎水，幫助小便順利排出，但又用一味極少量的肉桂熱藥擴張腎血管，讓小便更能加速排出，這味肉桂所扮演的角色也是反佐。以上在《內經》的治法治則都稱反治法（或稱反面治法）。

我們要提醒的是，在飲食上如果食材、藥材太過苦寒，就會發生問題。有人不管什麼病都開龍膽瀉肝湯，那個是非常嚴重錯誤的處方用藥思維，結果吃了這些苦寒藥，像裡頭的龍膽草、黃芩、梔子，不僅苦寒傷胃，甚至其中有些藥材會造成腎功能的負荷增加，而變成慢性腎衰竭的病變，導致走向洗腎的命運，就是這個道理。

此外還要考慮耗氣的一些藥物，人類有三寶，所謂的精、氣、神，氣會帶動人體器官正常的運作，可是始終用一些比較耗氣的藥物，就會造成人體各部機能的運作受到影響。

肝當然不能夠鬱結，如果有需要，就必須用行氣的藥，譬如香附、鬱金等；可是過度使用一些耗損氣的藥材的話，肝就會逐漸萎縮。心也是一樣，尤其有心臟病的患者，在飲食上除了不能用過度耗氣的藥，甚至不能吃太鹹的東西，因為鹹是屬水，水跟腎是結合的，心是屬火，所以火碰到水就會產生克制的反應，導致心肺積水，不掛急診還不行。所以這種所謂耗氣的藥，尤其是辛辣、快利的藥，就比較會耗損人體的氣。

像青皮，我們的橘子剛剛開花，花蕊掉下來結的小果實像鈕釦一樣，就叫做青皮。青皮是最耗氣的一味藥，少量用會疏氣，在一些小柴胡湯的變方都會用到，因為它有疏肝氣的功效。等到它慢慢長大變成橘子，成熟了就是橘皮。枳實則是大概像龍眼那麼大的時候採摘取做為藥用，它也是非常耗氣的，大承氣湯、小承氣湯裡面所用的就是枳實，一旦枳實長大一點就變成枳殼，枳殼耗氣的效果就會減輕，它跟陳皮一樣，有疏氣疏導的功效。

8 身體的調治

體力不濟

一般六十五歲以上的老人基本上應該還是能夠正常的作息，但很多人只要稍微消耗體力，就會有力不從心的感覺。老人家有個通病，別人報的、廣告上看到的，聽到有效就什麼藥都敢吃。我們老祖宗早就講過凡藥皆毒，我也常告訴聽眾讀者，連古代宮廷御醫開立的處方都不要相信，理由很簡單，大家都聽過一句話叫做「伴君如伴虎」，當你替皇帝老爺治療疾病時，假如你開了承氣湯，不論是大承氣、小承氣、調胃承氣，三個承氣湯都使用大黃這味藥，如果因此造成皇帝老爺一天要拉很多次肚子，那他心裡做何感想，是不是意謂著你心懷不軌，輕者你的腦袋落地，重者滿門抄斬、罪誅九族。所以從事宮廷御醫的工作，要講究的是藥材必須珍貴，但是處方則以安全不出事為首要，有無療效只是其次，只要不出亂子，就可以平平安安的度過一生。

這種體力不支我們可以配合食物的營養供應，食物的營養能夠消化吸收，才能夠精神奕奕，才能夠如虎添翼。當然平常就要不間斷的從事種種活動，《醫方集解》最後面的「勿藥元詮」就告訴我們，你可以做各種活動，包括像眼睛的按摩；把舌頭頂住我們的上顎就可以產生玉液；每天早上起床就上牙跟下牙相扣，有的說做一百次，有的說只要三十六次，而且舌頭可以攪動頂住上顎跟舌下的牙齦，舌頭一直攪動就會分泌唾液充滿口腔，慢慢嚥下讓它到達丹田。

平常當然也可以做甩手運動，或是手部的運動，就是十根手指像握東西一樣。也可以做肚臍的按摩讓腸子蠕動，消化功能必然會獲得改善。假設是腰不舒服，你可以兩手一直摩擦後像熱敷一樣貼在不舒服的部位。

另外，像鍾永祥大夫的提肛閉氣功法：吸氣時肛門縮緊，吐氣時肛門放鬆，一收一放叫做一次，可以連續作五十次，有滋陰降火的效果，固齒益津補腎壯腰的作用，尤其能夠治療預防性功能衰退的現象。此外，鍾大夫還告訴我們按摩湧泉穴有補水的作用。再者，督脈有俞穴，兩手掌貼在腎俞穴，中指對著命門一直摩擦四十下到一百下，一直摩擦到局部有溫熱感，就可以達到溫腎攝精的功效，尤其對男子的遺精、陽痿、早洩，女子的虛寒帶下、月經不調有很好的防治效果。

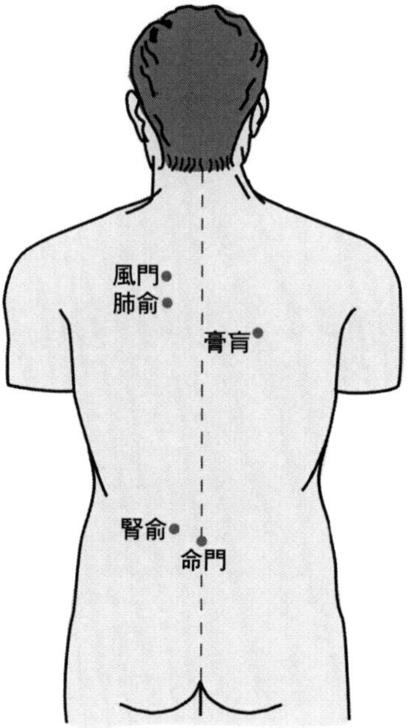

可見我們人體全身都是寶藏，為什麼不善用這些寶藏呢？

據說陳立夫先生每天洗澡要花兩三個鐘頭的時間，原因就是讓照顧他的人幫他從事全身各部機能按摩的動作，難怪他能活到一百零三歲。我們從一開始就特別強調：要達到養生防老、抗衰老的功法，其實並不是很高深的學問，而是你有沒有這種恆心、毅力，能夠持之以恆，努力不懈，要達到預期的目標應該不難。

對於體力的不濟，我們不妨在食療上著手，選擇高營養的食物，但是我們也再三叮嚀，因為年紀大的人腸胃消化功能比較差，而且很多人對個人偏愛的一些食物常常沒有辦法控制拿捏，反而會適得其反。最平妥的就是吃一些比較清淡的，不要用那些膏粱厚味的食物，有人喜歡吃烤炸的食物，有的人喜歡吃不好消化的一些食材，那只會增加腸胃的負擔。當然如果能配合營養師計算每天所需要的熱量是多少卡那更好。

至於應選擇哪些食物，我們在前面第一篇的〈食療藥膳〉中已有詳細說明，在此不贅。

視力衰退

最近看了一個在北京工作的湯先生，左視網膜血管出血，我們很快把他治療好。另外他的右眼則破了一個洞，經過某大醫院的眼科醫師幫他看了三年，結果都沒有獲得改善，來這邊我們花了大概三、四個月的時間，竟然破洞就修護好了。我講課的時候會特別強調，如果是耳膜破損，像前面講的肺葉、腸胃有潰瘍破損，可以用白芨；但如果是眼睛有破洞，就必須用遠志、石斛，原因就在前面提及的《黃帝內經・靈樞經》最後一篇文章〈大惑論〉特別強調的一句話：「五臟六腑之精皆上注於目」，治療眼睛要從水輪、風輪、氣輪、肉輪和血輪這「五輪」著手。

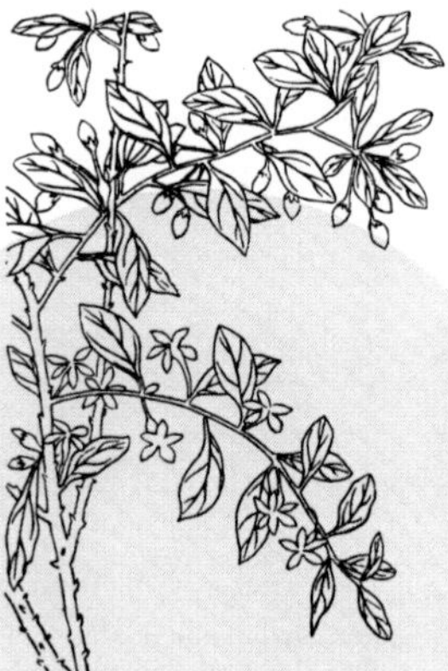

枸杞：最廣為人知的即其明目作用，也可以補肝腎，入藥之外也是受歡迎的食材。

大多數人隨著年齡的老化，就會有視力衰退、視力模糊的症狀出現，當然也有活到九十多歲所謂的耄耋之年依然耳聰目明的，但畢竟微乎其微。對此，《冷盧醫話》的作者陸定圃先生，特別推崇明目之劑第一首選是用枸杞、菊花，把它做成藥丸，一般我們稱杞菊丸。不過它跟杞菊地黃丸是不一樣的，杞菊地黃丸是建立在六味地黃上，再加枸杞、菊花，而杞菊丸是到藥鋪選購上等枸杞子和菊花（枸杞子的顏色若是格外鮮紅的恐怕經過特別漂染，它的原色是暗紅，菊花則以甘肅、寧夏或杭州的白菊花為上品），經過清洗，研磨成粉，再加上好蜂蜜製成藥丸，即為杞菊丸，吞服時應配淡鹽開水。

氣血不足

很多年紀大的人氣血不足，有人會用補血湯。補血湯是由當歸和黃耆兩味藥組成，比例是當歸一，黃耆五，當歸補血，黃耆補氣。稱補血湯是因為氣行則血行，因為氣為血之帥。這兩味藥是屬於比較辛溫的，如果是虛熱型或燥熱型體質，服用後會有長眼屎、口破、口乾舌燥、大便秘結、小便短赤等副作用。

我有一個七十多歲的長輩，去年被某一家醫院關了半個月，他們認為她的體重只有二十七公斤左右，就判定她是肺結核，讓她住在隔離病房。我從一開始就告訴他們的醫療人員，肯定是腸胃吸收功能有問題，跟肺結核沒有關係，結果果然沒有發現任何結核桿菌。

我用非常溫和的五味異功散調整她的腸胃，因為她在臨床出現咳血塊的現象，我就用清燥救肺湯滋陰養肺，用仙鶴草、紫菀止血，用浙貝和紫菀止咳，另外加像山藥、神麴、香附這類的藥行氣疏氣，吃了慢慢她就長肉了。沒想到今年三月又被同一家醫院關了半個月，說詞依然不變，在隔離病房住了半個月還是沒有找到任何的結核桿菌，我們還是維持原來處方，調整她的精神體力。

都七十幾的老婦人了，腸胃功能衰退加上營養吸收供應不足，叫她不瘦也很難。所以我們要用漸進的方式，等她營養吸收足夠了，體力當然就會恢復，精神當然相對的也會提振起來。

我們常說「精氣神」，人往往是靠氣血來維持生理功能的運作，當你感覺到精神不好、體力不濟、注意力不集中的時候，我們就要思考是什麼因素造成的。譬如有的人年紀大了有睡眠障礙，一個晚上要起來很多次，沒有充分休息的話，體力怎麼能夠恢復，疲勞怎麼能夠排除。

除了改善睡眠狀況，年紀大了往往心臟無力，心臟無力就影響到血液的循環，當然就影響到能量的產生。透過補氣的一些食材或藥物，比如四君子湯、五味異功散、六君子湯、七味白朮散、參苓白朮散、香砂六君子湯，這一系列的處方對我們脾胃營養消化吸收供應有很大的幫助，這種健脾補氣的藥能增加你能量的燃燒供應。如有貧血現象，我們就可以用四物湯、小建中湯、黃耆建中湯、逍遙散補養肝血。有了足夠的氣血供應就能夠精神奕奕，精神百倍。

記憶力衰退

年紀大的人常常會丟三落四，在所難免。為什麼老人家都喜歡「想當年」，因為當年輸入的資料，在他的記憶裡不容易消失，新的記憶卻很難輸入到大腦。就像〈忘了我是誰〉這首歌，用在那些老先生、老太太的身上，真的是再貼切不過了。

有關記憶力變差，怎麼樣不要讓它快速的變成雷根症候群是非常重要的一環。我們的開竅醒腦強心活血的食材藥物，都會有很好的幫助效果。因為腦細胞——尤其是意識中樞的細胞——已經發生變異，要讓它恢復常態，臨床上一般我們會用開竅醒腦、刺激腦細胞的這種激發活動力、思考力的食材藥材，我時常在很多場合推薦，你可以用天麻魚頭湯，寒證用具有強心開竅的四逆湯、真武湯，加遠志、荷葉、菖蒲、丹參、川七，熱證我們可以用生脈飲。但病患合不合作才是關鍵，有的人開了藥他不吃，即便是仙丹妙藥也無濟於事的。

記憶力變差常常是漸進發生的，要防微杜漸，其實在平常的生活起居中就可以多加觀察，比如說出門忘了將家裡的瓦斯爐關掉，出門就忘了大門沒有上鎖，甚至出門竟然找不到自己的家門牌號碼、電話號碼，都是徵兆。

疲勞倦怠

因為心肺功能的衰退，很多老先生、老太太難免會出現疲勞倦怠的現象。如果碰到一些江湖郎中，他就會告訴你肝功能有問題，一定是你的肝膽出現狀況，實際上現在的醫學科技都很進步，要確認是不是有肝膽病變，找個醫學檢驗的單位做一下檢查，豈不是立刻真相大白，不用每分每秒在那裡掛礙。我個人感覺醫學不應該分所謂的中所謂的西，能夠相輔相成，對於造福人類我相信有更好更大的幫助。

《黃帝內經・素問》第八章靈蘭秘典論有云：「肝為將軍之官。」意思是肝像國防部隊一樣保護人體健康，為人體解毒，幫我們抵禦外侮。第九章六節藏象論又說：

「肝者罷極之本。」意謂疲勞的形成是因為消耗儲存的肝醣所致。食物經過消化吸收以後燃燒產生熱量，供應人體所需能量，剩餘的則轉化成肝醣，儲存在肝臟裡，隨時因應身體所需。例如，需要熬夜、體力透支時，肝臟就會釋放出肝醣，轉化為葡萄糖燃燒熱能。所以《內經》說：「肝藏血，脾統血，心主血。」肝藏血，有些像倉庫儲存物資，又有些類似我們在銀行存款。早在兩千多年前老祖宗就已經深入了解人體的生理功能了，誰說傳統中醫不科學？

復原力下降

至於復原能力的問題，因為年紀大本身生理功能呈現低下的狀況，所以一旦任何局部有受傷的狀況肯定整體就受到影響。不過依我的經驗，求生的意念對復原力有頗大的影響，中風患者可能是最鮮明的例子。

有人中風以後口眼歪斜、半身不遂，有人左癱右瘓，很明顯看出是中風後遺症，比較重視自己外在觀感的病家，中風以後就會避開親朋好友，不讓他們看到自己這副模樣。有些則因為自己本來是個生龍活虎的生產者，現在不僅僅變成消費者，而且需要一筆龐大的醫療費用，感覺中風以後會增加妻子兒女、親朋好友的負擔。我們的醫案中就有患者因此很快的結束自己寶貴的生命，所以我覺得心理建設是非常重要的。

復健的工作現代醫學可以幫我們很多忙：中風或車禍意外受傷不會講話了，就要有語言復健師；因中風等留下後遺症的，要有心理復健醫師；意外傷害導致身體肢體障礙的，要有物理復健師。有語言復健、有心理復健、有肢體的物理復健，這些都是非常重要的，由於老年人本身的再生能力比較弱，所以復健工作的輔助是不可或缺的。

免疫力問題

我有個親戚在電力公司上班，每天工作愉快、生活規律正常，有一天因為小感冒到一家醫院就診，發現有一些併發症，就要求他要住院，可是由於當時這家醫院沒有病房，需轉診到基隆某家醫院，沒想到不過四十分鐘車程就已經來不及了。他一輩子沒有用過健保卡，就因為一個小感冒，生命就結束了，這顯然跟他的免疫力有很大關係。

現代醫學所謂的免疫功能，有免疫功能過高與免疫功能過低的問題，免疫功能過高需要用免疫功能抑制劑，免疫功能過低就一定要有增加免疫功能的。就我們傳統中醫而言，增加免疫功能的肯定是用健脾補氣的方法，首選方就是大家耳熟能詳的小柴胡湯，人參、黃耆、山藥、玉竹這一類都是屬於健脾補氣的藥，在小柴胡湯裡就有人參這一味藥。小柴胡湯被稱後天湯，就是可以增強後天免疫功能的作用。至於免疫功能的抑制劑，只要是寒涼的藥材，包括黃芩、黃連、黃柏、大黃、梔子等，都有抑制免疫功能過高的功效。

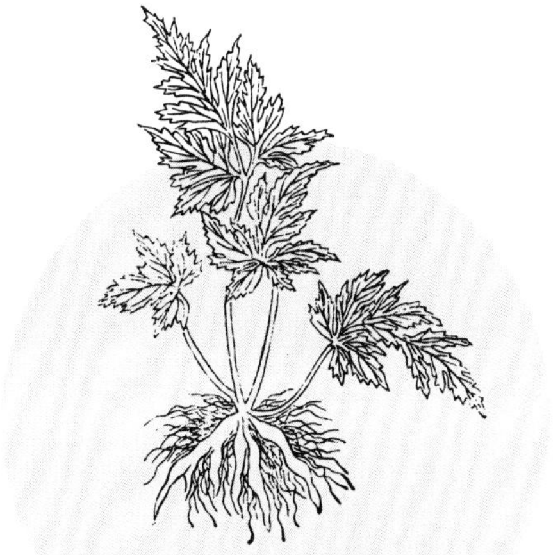

黃連：用於治療熱性體質的寒涼藥材，也有抑制免疫功能過高之效。

9 心理與生活的調適

早在《黃帝內經》時代就已經告訴我們，正氣存內邪不可干，這個正氣就是我們的抗病力，就是我們的免疫功能。現代免疫的問題已經成為世界各國積極研發的重點之一，就像當年用所謂的雞尾酒療法對付愛滋病毒一樣，可是到今天為止，真正控制住病情的寥寥可數。

以更近的預防新流感為例，由於病毒的變種據說威力要比新流感強烈不知道多少倍，所以各國也紛紛開發出疫苗，但許多民眾卻對接種疫苗有疑慮。

其實老祖宗早就知道要怎麼樣增強免疫功能，我們的小柴胡湯肯定可以增強免疫的功能，但如果已經有了症狀，我想小柴胡湯本身也只能夠抑制病毒的發展。以愛滋病毒為例，就我臨床接觸的雖然不多，但是發現治療效果相當不錯，我會考慮用當歸拈痛湯加一些抗病毒的藥材，比如金銀花、連翹、土茯苓、百部，尤其土茯苓在藥物學的典籍裡特別強調可以治療所謂的楊梅毒瘡，楊梅毒瘡跟愛滋病毒似乎在拮抗之間，也就是說既然能夠治療楊梅毒瘡，肯定對愛滋病毒也有很好的抑制效果。我們接觸的六個愛滋病病例，目前都還能夠維持在相安無事的階段。

生活起居的調整

平常生活起居方面，不要太過勞累、透支體力，否則就可能形成免疫功能低下的問題。很多問題坦白講都是自己製造的，因此我們才會再三建議，在生活作息飲食上一定要多加注意。有足夠的抵抗力、免疫力，什麼病毒都會退避三舍。絕對不要熬夜，晚睡對你只有害處，我們說「晚睡為萬病之本」，子時的時間是骨髓造血的

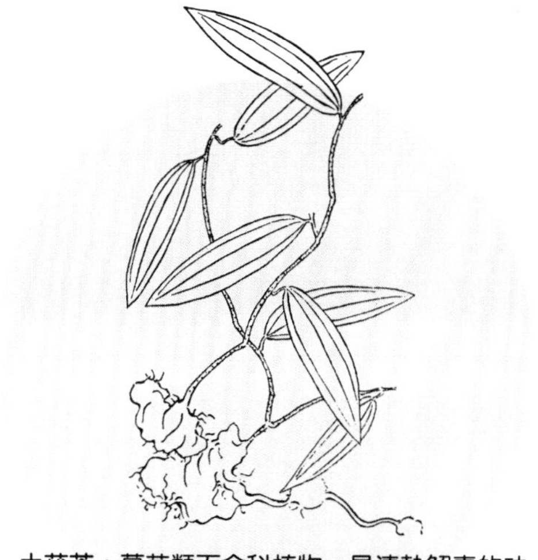

土茯苓：蔓草類百合科植物，具清熱解毒的功效，對愛滋病毒有很好的抑制效果。

時間，不讓它充分休息製造血液，血肉之軀沒有足夠的血液供應，就會影響抵抗力。居住環境則是要簡單清潔衛生，只要感覺住得很舒服愉快，對健康保健、防老抗衰都有好處。

前面提過，我們家有兩位年近百齡的長壽婆，一位是我的老泰水，兩年前以九十七高齡往生，育有吾妻及一個姊姊和一個哥哥，在六、七十年前就有類似後來的家庭計畫，只生三個兒女，生活有如《黃帝內經・素問》第一章「上古天真論」所說的「食飲有節，起居有常，不妄作勞，故能形與俱而盡終其天年度百歲而去。」老人家對物欲的享受從不講究，待人溫和從不與人爭執，所以一輩子都過得很舒適，耳聰目明，無病無痛，只在晚年找個外傭從旁照料生活起居直到往生。

另一位是家母，至今九十七歲依然健朗，早年因兒女眾多，先父職業走方郎中，即使後來開了藥鋪，終究是生之者寡，食之者眾，以當年均貧的社會經濟狀況，生活之困窘可以想見。但家母還是安貧樂道，就算再辛苦，只要有鰥寡孤獨廢疾者，皆樂於資助。或許就是因為抱持著這種人溺己溺人饑己饑、慈悲為懷的心態，因而得享遐齡。

一般我們說屆齡退休的話是到六十五歲以後，六十五歲身體各部機能都已經呈現退化現象，所以一定要有妥善的準備。此外，現在由於社會時代的變遷，早年我們說養兒防老，現代我不曉得大家有沒有聽過，現代很多的年輕人變成啃老族。從養老防老的年代到現在變成啃老族，當然也經過幾百年歷史的演變，所以很多老人家就像老牛拖車一樣要拖到生命結束。

面對這樣的社會變遷，如果沒有事先做好心理的調適，會造成家庭親子關係、婚姻關係都形成緊繃對立的狀況。年紀一大，很多事情沒有辦法自己處理，沒有辦法自己照料，必須兒女或外傭、看護偕同照顧你，總之是不太方便的一件事，所以許多方面必須未雨綢繆。

談到看護老人家，按摩是一大助力。長者難免氣血虛衰，身體上一定會出現這個症狀、那個病痛，年紀大的人自己很難透過經絡按摩的方式刺激穴位，達到生理各部組織平衡的功效，這時就必須有某個看護者對經絡系統多少有一點基本的概念。一如前面介紹過的，經絡就像馬路，我們十二經絡的經就是主幹，絡就是支幹，主幹支幹形成一個氣血的網站，讓營養物質供應全身各個組織跟器官，把這些營養物質送到人體的每一個器官組織，讓全身各部組織的功能維持正常的運作，當然就能讓人體獲得健康。

透過經常刺激穴位，我們就可以幫助經絡的運作。像按壓百會、天樞、湧泉這幾個穴道，有助於我們的思考及腸胃消化系統。如果是這裡痛、那裡痛，常常按壓內關穴，內關顧名思義把你內臟的神經系統暫時關閉，可達到止痛的效果。最重要的我們也曾經介紹過，刺激穴位反射到達大腦，它會產生類似嗎啡作用的腦內啡，也能

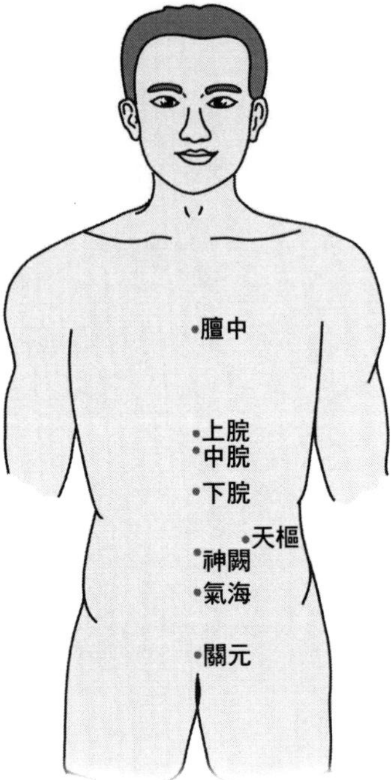

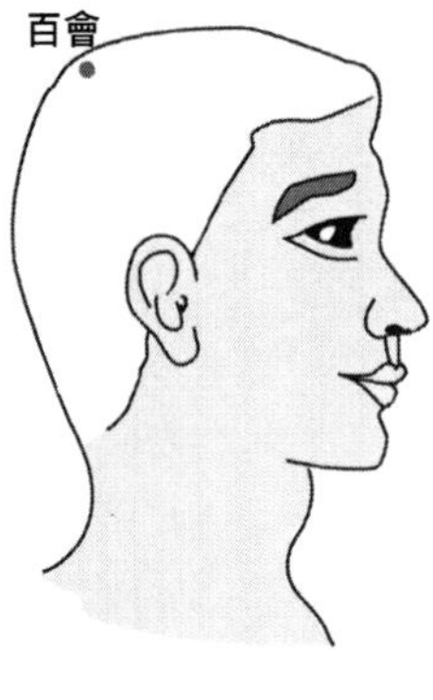

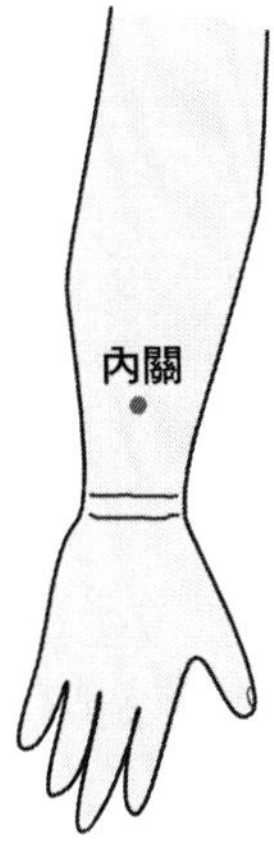

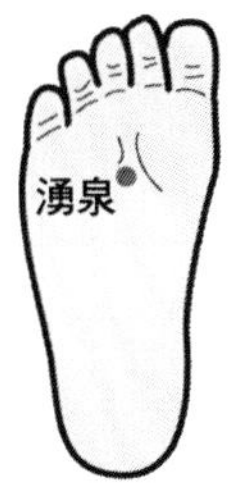

夠達到止痛的功效。所以如果能夠經常刺激幾個重要的穴位，對防老抗衰養生都有很大的功效。

培養興趣

除了我們介紹的抗衰老藥物，我個人更主張一定要培養一種興趣。有一種興趣以後，你就會有生活上的寄託。最被一般人提到而且最實踐力行的就是打麻將，打麻將第一個就是讓你的腦袋瓜子不要提早癡呆老化，可以刺激腦細胞思考，延緩阿滋海默氏症，但活動並不夠。因此你要去散步、慢跑、登山、游泳，這些都是肢體的運動，另外就是打拳運動，太極拳或是外丹功、瑜伽，總之，所有的適量運動都一定對人體生理功能的調適有很大的幫助。有的人彈琴、拉胡琴、玩各種樂器，下圍棋、下跳棋、下象棋，毛筆、原子筆、鋼筆、鉛筆習字，這些琴棋書畫，對個人身心靈的調適也有很大的幫助。

有一位早年擔任過官派縣長的政治人物，向來十分忙碌，屆齡退休之後，一旦不用朝九晚五，感覺格外不適應，每天起床後不知時間該如何打發，於是天天裝扮整齊、拎著公事包出門去，這樣的日子過了沒多久就結束了生命。所以說，一個人最好能培養一些嗜好興趣，即便是找幾個牌搭子來個「方城之戰」，也算有個寄託。

曾經聽過一則笑話：有位將軍退役後整天無所事事，連公文都沒得批，極為難耐，於是想到一招：要他太太每天開列菜單呈閱，供他批示，算是相當心酸的笑話。談到心理調適範圍甚廣，個人認為首先要認清事實，其次要接受事實，第三要逐漸適應現實。就像佛家所言的「活在當下」，否則每天遙想當年、自怨自艾的，不僅於事無補，對健康、生命更是有害無益。

所以除了抗衰老藥物食材的補充，也要怡情養性，培養自己的興趣。不論是讀書或出國旅遊，只要讓自己樂在其中，不知老之將至也。

傳統中醫相當多元化，可以從各個不同的角度著手，對防老抗衰有相當可觀的功效。總之還是老話一句，一定要堅持，要有恆心毅力，行百里而半九十，最後終究是功敗垂成。寄望我們的讀者能夠有恆心有耐力，最後一定能活得很健康——而且很快樂。